LIVRE QUATRE

Tome 1

Respiration Consciente et Hormones

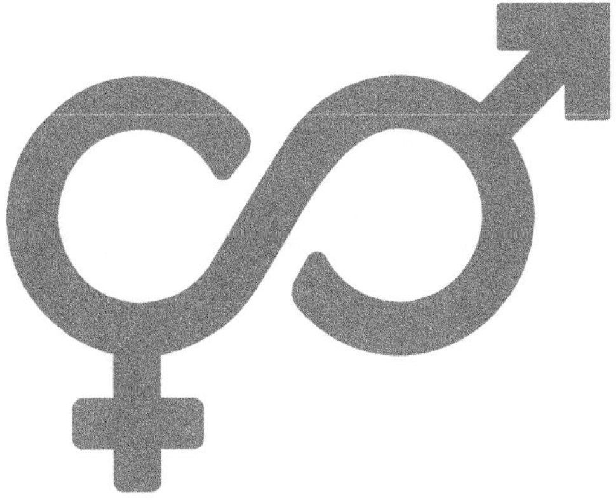

GP BALANCE

RESPIRATION CONSCIENTE ET HORMONES

Les 7 élixirs magiques de la longévité
et du vieillissement dans la grâce

GUSTAVO PONCE

www.gpbalance.com

Traduction française de Frédérique Verdeau

GPBALANCE, Livre 4. Tome 1
(Première édition)

Je dédie ce livre à la mémoire du maître, roi de la respiration, mon professeur pendant vingt ans, B.K.S. Iyengar, et à tous les yogis anonymes qui l'ont précédé, à Patrick McKeown qui m'a éclairé avec sa perspicacité " moins c'est plus " sur la respiration et à James Nestor, pour tous les problèmes qu'il a traversé, pour valider scientifiquement pour nous tous la science de la respiration.

Conception et mise en page

Patricio Castillo Romero : www.entremedios.cl

Edité au Chili

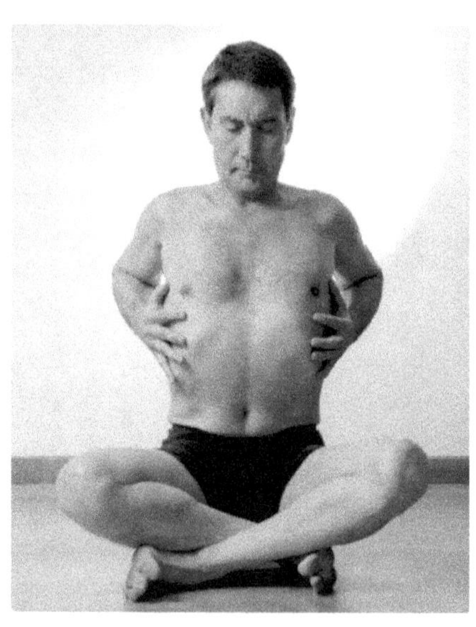

" Et le Seigneur Dieu forma l'homme de la poussière de la terre et souffla dans ses narines un souffle de vie "
(Genèse 2:7)

Contenidos du livre quatre

*Il existe trois niveaux de respiration.
Le premier consiste à respirer doucement, afin qu'une
personne debout à côté de vous ne vous entende pas
respirer. Le deuxième niveau consiste à respirer doucement
pour ne pas s'entendre respirer. Et le troisième niveau
consiste à respirer doucement pour ne pas vous sentir
respirer.Chi Gong*

I
Première Partie

1. Introduction

"Chaque inspiration nous fournit une nouvelle énergie et chaque expiration libère une énergie ancienne et usée "

" Je ne peux pas respirer ! " Ce sont les derniers mots d'Eric Garner, un afro-américain non armé qui a été tué en 2014 après avoir été étranglé par la police de New York. La phrase est devenue le slogan du mouvement " Black Lives Matter " aux États-Unis. Le slogan a connu une augmentation spectaculaire de sa popularité au milieu de protestations généralisées dans le monde entier contre la brutalité policière.

La vidéo de Garner retenu par divers officiers qui le montrait en train de dire " Je ne peux pas respirer ! " onze fois avant de perdre connaissance et de mourir a été largement diffusée. Ses derniers mots sont devenus la phrase choc de l'année.

Ne pas pouvoir respirer est une sensation horrible. Cela conduit à la panique, ce qui l'aggrave. Comme je l'ai écrit dans le premier livre, j'ai fait l'expérience directe de ce que signifie ne pas pouvoir respirer. Un saignement du péricarde, une crise cardiaque, une tachycardie et un œdème pulmonaire m'ont rendu presque incapable de respirer. Je me noyais. J'essayais de ne pas paniquer. J'étais tellement conscient du peu d'air que je pouvais faire entrer dans mes poumons effondrés ; surtout la nuit quand je devais dormir assis car je ne pouvais pas m'allonger dans mon lit. Quand j'essayais, je ne pouvais plus respirer du tout.

J'avais envie d'air ! J'avais envie de guérir pour pratiquer le Pranayama comme jamais auparavant !

Ce n'est que lorsque j'ai commencé à étudier avec le professeur B.K.S. à Pune, en Inde, en 1985, que j'ai réalisé l'importance du pranayama, ou régulation consciente de la respiration. Sûrement, quand j'étais enfant, j'aimais retenir mon souffle sous l'eau et défier mes amis de rester plus longtemps que moi sous l'eau. J'avais également remarqué que lorsque je devenais agité, ma respiration changeait. Avant d'arriver au Ramamani Iyengar Memorial Yoga Institute, j'avais lu et étudié la respiration avec d'autres professeurs, mais Iyengar m'a fait passer au niveau supérieur. J'étais accro.

Si vous êtes dans le monde du yoga, vous avez sans doute entendu parler du professeur Iyengar. J'ai entendu parler de lui par un Brésilien. En janvier 1985, j'étudiais au Santa Cruz Yoga Institute, près de Mumbai. Pedro, le Brésilien qui venait d'arriver de Pune où il avait étudié à l'école Iyengar, a dit que c'était " trop physique ". Les gens faisaient des poiriers et toutes sortes de postures de yoga difficiles. Je suis devenu excité parce que j'ai toujours aimé travailler dur avec mon corps. Ce que j'apprenais avec mes professeurs à l'école de yoga de Santa Cruz était très intéressant et différent pour moi car ils nous enseignaient la philosophie du yoga, les Shatkarmas, des postures de yoga simples, la respiration et la méditation. J'avais alors 37 ans. Je pensais qu'il y aurait assez de temps pour apprendre toutes ces choses. Je voulais faire des handstands et des headstands !

Une semaine plus tard, j'étais reçu par le professeur Iyengar lui-même. Même alors, il y avait une liste d'attente pour étudier avec lui. En arrivant à l'institut, j'ai demandé à Pandu, son secrétaire personnel, de lui remettre ma carte nominative avec le logo de l'ambassade du Chili au Japon. Cinq minutes plus tard j'étais assis devant lui dans son bureau et le soir même je pratiquais le Pranayama.

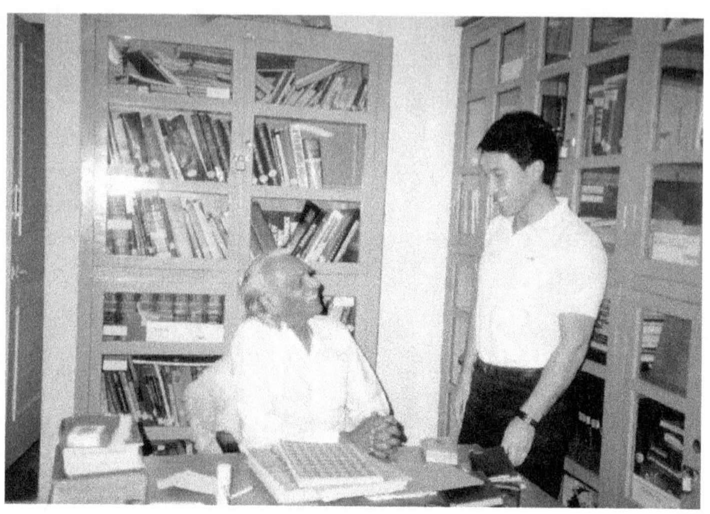

1995. Gustavo parle au professeur Iyengar dans son bureau.

Les cours d'Asanas forts avaient lieu le matin, le soir, le Pranayama, et deux fois par semaine, les cours de médecine (Yoga thérapie). Tous les cours duraient deux heures.

Je me souviens clairement de cette première classe. Je me sentais un peu nerveux. Il était presque dix huit heures lorsque j'entrais dans la grande salle éclairée uniquement par la faible lumière du crépuscule. La salle était pleine de monde, moitié Indiens, moitié Occidentaux. La salle a la forme d'un éventail, avec une plate-forme en marbre en demi-lune dans sa partie la plus étroite. Certains étudiants s'étiraient, d'autres méditaient, et quelques-uns, comme moi, cherchaient un endroit où poser le tapis sur le sol de marbre froid. Soudain, tous les bruits et chuchotements cessèrent. Le professeur Iyengar suivi de son fils Prashant et de sa fille Geeta était entrés. Iyengar portait une robe blanche légère qu'il enlevait dans un tour de passe-passe une fois sur le podium. Nous nous sommes assis tranquillement, la plupart des gens avaient les yeux fermés, et nous avons attendu…

De la plate-forme éclata un OMMM mélodique. Il a flotté pendant un moment dans les airs et s'est étendu à tous les coins de la salle, et avant qu'il ne disparaisse complètement, tout le monde a commencé à chanter l'Abhyasa Mantra utilisé avant chaque pratique. Ensuite, pendant une heure, nous avons fait quelques postures visant à ouvrir la poitrine à l'aide de chaises et de blocs. L'heure suivante, nous avons fait quelques techniques de pranayama assis en utilisant des couvertures et des oreillers, et à la fin, nous nous sommes allongés pour nous détendre.

Ce fut une expérience extraordinaire. Je me sentais si bien, si centré, si détendu et plein d'énergie, d'énergie tranquille. Je me suis alors dit que j'aimerais approfondir ma connaissance du Pranayama. En fait, le yoga n'est pas du yoga sans la respiration. Et le professeur Iyengar était passé maître dans l'art de respirer. Je l'ai vu inspirer pendant une minute entière et expirer également pendant une minute. Pour ce faire, vous avez besoin d'une énorme capacité pulmonaire.

Ce que j'ai ressenti dans ce premier cours et dans tous les cours que j'ai suivis avec lui au cours des vingt années suivantes, pourrait se résumer en un seul message : " sois conscient " ou " fais attention ". Être conscient commence par le corps mais s'approfondit à des niveaux plus subtils. D'une certaine manière, c'est comme le Zen : l'esprit doit être concentré.

La pratique du Pranayama est probablement l'une des meilleures façons d'être dans le moment présent, pleinement conscient. La respiration aide à calmer l'esprit et lorsque cela se produit, nous méditons. Par conséquent, dans toutes les traditions, la respiration est utilisée comme technique de méditation.

Le pranayama affecte le corps, l'esprit et les émotions. Au fur et à mesure que l'esprit s'apaise, il nous permet de pénétrer ses mystères. Notre respiration est intimement liée à notre état d'esprit. Elle s'écourte quand nous avons peur ; se dirige vers la poitrine quand on est stressé ; devient irrégulière quand on est anxieux ; puis douce et paisible quand nous sommes détendus. Le flux et le rythme de la respiration sont directement liés au flux et au rythme de nos pensées. Par conséquent, lorsque nous contrôlons notre respiration, nous contrôlons nos pensées et nos émotions.

Le pranayama doit être pratiqué quotidiennement. Idéalement au même moment, au même endroit. Les résultats ne sont pas immédiats, comme dans le cas des Asanas. Dans le livre dix, de nombreuses techniques sont expliquées et il y a aussi des vidéos tutorielles gratuites sur ma chaîne YouTube. La respiration réparatrice (lente) est très importante, et tout le monde peut la pratiquer quel que soit son âge ou sa condition physique. Le contraire de la respiration réparatrice est la respiration active ou " excessive " (rapide et intense) ; très bonne pour traiter les dysfonctionnements tels que les maladies auto-immunes, la scoliose et résister aux températures inférieures à zéro.

Nous verrons dans ce livre que grâce aux techniques de respiration, nous pouvons améliorer notre santé globale, réduire le stress, la tension artérielle, stimuler les performances sportives et équilibrer le système nerveux. C'est un excellent moyen de ralentir le vieillissement du corps et de l'esprit.

Chaque jour, nos cellules consomment environ 800 grammes d'oxygène. La respiration est aussi importante que ce que nous mangeons, l'exercice que nous faisons et combien de temps nous dormons chaque nuit. En fait, j'ai mis la respiration comme le premier " élixir de jeunesse " non seulement parce que nous ne pouvons être privés d'air que pendant quelques minutes, mais pour les énormes implications qu'elle a sur notre santé, comme nous le verrons.

La plupart des gens ne respirent pas correctement. Pour commencer, beaucoup de gens respirent par la bouche. Ce n'est pas seulement une erreur, c'est terrible ! Nous devons apprendre à évacuer tout l'air de nos poumons afin d'en faire entrer plus. Nous n'utilisons qu'une petite fraction de notre capacité pulmonaire totale à chaque respiration, ce qui nous oblige à faire plus de respirations et à inspirer moins d'air. La respiration, si elle est faite correctement, peut vous donner beaucoup d'énergie et calmer vos émotions.

Pour toutes ces raisons j'ai eu envie d'écrire sur ce sujet passionnant pour en savoir plus moi-même et partager avec vous ce savoir. Nous verrons comment la respiration conduit à la restauration du corps et de l'esprit. Je présenterai des techniques simples pour dilater les poumons, développer le diaphragme, inonder le corps d'oxygène, pirater le système autonome, stimuler la réponse immunitaire et réinitialiser les chimiorécepteurs dans le cerveau.

Ce livre est une aventure scientifiquement validée dans l'art perdu de la respiration. Il explore la transformation qui se produit à l'intérieur de notre corps chaque fois que nous inspirons et expirons. À mon avis, respirer consciemment incarne le secret de la santé et du bien-être qui deviendra clair une fois que vous aurez compris la fonction de l'oxygène et du CO_2 dans votre corps, et réalisé à quel point vous êtes en forme ou non. Vous comprendrez la relation intime entre l'oxygénation et l'amélioration de la fonction cardiaque, et pour les personnes souffrant d'asthme, c'est une véritable aubaine.

Mais pourquoi devons-nous apprendre à respirer ? Nous avons respiré toute notre vie. Cette question que vous vous posez peut-être est tout à fait normale. Nous supposons que la respiration est une action passive, quelque chose que nous tenons pour acquis. Plus je me suis immergé dans ce sujet, plus j'ai envie de partager ce que j'ai appris et vécu.

Respirer, c'est clairement plus que simplement ingérer de l'oxygène, expulser du dioxyde de carbone et amadouer le système nerveux. Notre respiration contient également une énergie invisible, plus puissante que n'importe quelle molécule connue de la science occidentale : le Prana.

Le concept de Prana a été documenté pour la première fois à la même époque en Inde et en Chine, il y a environ 3 000 ans, et est devenu le fondement de la médecine dans ces pays. Les Chinois l'appelaient " Chi " et croyaient que le corps contenait des canaux qui fonctionnaient comme des lignes électriques Prana reliant les organes et les tissus. Les Japonais avaient leur propre nom pour Prana, " Ki " tout comme les Grecs, " Pneuma " les Hébreux " Ruah " et ainsi de suite. Noms différents, même prémisse. Plus on a de Prana, plus on est vivant. Si jamais ce flux d'énergie est bloqué, le corps s'arrête et la maladie s'en suit. Si nous perdons tellement de Prana que nous ne pouvons pas soutenir les fonctions corporelles de base, nous mourrons. Lorsque nous respirons, nous augmentons notre force vitale. Les Chinois appelaient leur système de respiration consciente Chi Gong : Chi, signifiant " souffle " " énergie " et Gong, " travail " ou ensemble, respiration.

La façon dont nous respirons déterminera la qualité de nos vies. Très peu de gens respirent correctement et efficacement de nos jours. Toutes ces personnes qui se réveillent le matin avec la bouche sèche ne respirent pas correctement et n'obtiennent pas le sommeil profond et réparateur dont elles ont besoin. Les personnes de plus de 40 ans ont tendance à respirer pendant leur sommeil avec la bouche ouverte. On pourrait penser que cela pourrait être une condition liée à l'âge, mais en fait c'est à cause du stress. Le stress impacte notre respiration (Livre 3).

Ce livre vous aidera également à comprendre les facteurs qui permettent à l'oxygène d'être libéré vers les organes, les muscles et cellules qui travaillent, vous permettant d'améliorer l'économie de course (réduction de l'énergie dépensée pendant la course) et d'augmenter la VO_2 max (la capacité maximale du corps à transporter et utiliser de l'oxygène). Développer la force corporelle tout en ignorant l'efficacité respiratoire est contre-productif. Je vais vous montrer comment développer votre endurance respiratoire grâce à des pratiques simples, inconnues de la plupart des gens, mais utilisées depuis l'Antiquité.

Cette première partie du livre se concentrera sur le pranayama et les concepts de respiration en général. C'est un peu aride, mais cela deviendra plus intéressant dans les deuxième et troisième parties. S'il vous plaît, supportez-moi !

Remarque : Je vous suggère de regarder la table des matières et de sélectionner les chapitres qui retiennent votre attention en premier ou de lire d'abord les " Takeaway - l'essentiel " à la fin du livre. Finalement, vous vous sentirez enclin à lire chaque chapitre et chaque section dans l'ordre. Bien sûr, il y a une raison à cela !

2. Pranayama

" La vie est une chaîne ininterrompue
de respirations rythmées "

S. Yesudian

La plupart des gens ne respirent pas bien. Ils ont oublié comment respirer avec l'énergie et la vitalité d'un nouveau-né. La science moderne s'est enfin convaincue que les techniques de respiration peuvent aider à prévenir les maladies et à réduire la tension artérielle ainsi que le cholestérol. Lorsque nous respirons de manière détendue, nous passons d'un état métabolique destructeur à un état constructif. Cela peut affecter la synthèse des protéines, des graisses et des glucides et augmenter la production des cellules qui activent le système immunitaire et en même temps régénérer les os favorisant la croissance et influençant positivement tous les systèmes du corps.

Dans certains types de Pranayama, il est crucial de contrôler la quantité et la forme sous lesquelles l'air entre par le nez puisque naturellement la quantité d'air qui entre par les narines n'est pas la même, et le débit varie tout au long de la journée d'une narine à l'autre. autre. Nous n'y prêtons pas attention car nous le faisons inconsciemment.

Lorsque nous pratiquons le Pranayama, nous utilisons les doigts d'une main pour augmenter ou diminuer le flux d'air dans le nez. C'est ce qu'on appelle la " commande numérique ". En Inde, la main droite est utilisée, même si vous êtes gaucher. La main gauche est utilisée en Inde et dans d'autres pays de l'Est pour nettoyer l'anus et d'autres besoins biologiques tandis que la main droite est utilisée pour manger, lors de rites et de cérémonies. En Occident, de nombreux professeurs de yoga demandent à leurs élèves d'utiliser leurs deux mains lorsqu'ils pratiquent le pranayama. L'utilisation d'une seule main peut trop fatiguer le bras.

Lorsque nous nous allongeons et observons la respiration, nous remarquons le mouvement de l'abdomen. Lorsque nous inspirons, l'abdomen se dilate et lorsque nous expirons, il se contracte. C'est ce qu'on appelle la " respiration abdominale " c'est la façon la plus naturelle de respirer pour nous détendre. Ce fut probablement l'une des premières observations faites par les yogis des anciens. Ils ont également remarqué qu'en respirant rapidement dans l'abdomen, l'énergie se déplaçait dans tout le corps. Cela pourrait avoir été l'origine de la technique Kapalabhati Pranayama.

Contrairement à la pratique des Asanas (postures), le Pranayama produit des résultats à long terme. Si vous pratiquez assidûment, vous obtiendrez des résultats et des bienfaits durables tels que l'ouverture des portes de votre monde intérieur. Il est important de pratiquer le Pranayama avec un professeur expérimenté car sans guide, vous pouvez entrer dans un état d'hyperventilation.

L'hyperventilation produite par une anxiété aiguë peut entraîner des attaques de panique. Elle produit une importante perte de dioxyde de carbone dans le sang. Cela peut à son tour entraîner des étourdissements, des tremblements et des picotements dans les mains. Ces symptômes disparaissent lorsque vous revenez à une respiration normale. L'hyperventilation est utilisée à dessein dans certaines techniques, comme nous le verrons.

La pratique du Pranayama commence par le premier cours de yoga pendant la pratique des Asanas. Il ne faut pas oublier que lorsque nous pratiquons des postures nous respirons. Si nous prêtons attention à notre respiration en faisant les postures, nous pratiquons également le Pranayama. Parfois, l'enseignant indique quand inspirer et quand expirer. Certains professeurs vous demandent de retenir votre souffle après chaque inspiration et après chaque expiration. C'est une partie importante du Pranayama.

Normalement le pranayama se fait assis, ou couché sur le dos si vous êtes débutant, pour entrer plus facilement dans un état d'immobilité du corps et de l'esprit en évitant les distractions produites par les mouvements du corps.

3. Logique derrière la respiration yogique

Pranayama est le mot que les yogis indiens utilisent pour parler de respiration, de respiration consciente.

Les premiers yogis se sont probablement simplement assis tranquillement pour observer leur respiration naturelle. Dans le processus, ils ont démêlé leurs cycles, pénétrant profondément dans ses mystères. Cela pourrait avoir été à l'origine du Pranayama. Il n'y avait pas de techniques de respiration. Ce n'est que bien plus tard que sont apparues des techniques telles que Ujjay, Kapalbhati ou Nadi Shodhana Pranayama.

Nous, les gens modernes, devrions également faire comme les anciens sages quand nous commençons à peine à pratiquer le Pranayama. Le mieux est de s'allonger sur le dos pour observer tranquillement notre respiration pendant quelques minutes. Se coucher sur le dos est la meilleure position car il n'est pas nécessaire d'essayer de garder le dos droit.

Lorsque nous nous allongeons sur le dos dans la posture Shavasana en observant notre respiration, nous remarquons le mouvement de l'abdomen. Pendant l'inspiration naturelle, l'abdomen se soulève, pendant l'expiration, il descend. C'est ce qu'on appelle la " respiration abdominale " notre façon la plus naturelle de respirer et la façon dont nous respirons lorsque nous sommes détendus ou que nous pratiquons la relaxation. Selon la plupart des traditions spirituelles orientales, l'abdomen est le " four du corps ". Ce n'est pas seulement le principal centre de stockage de l'énergie mais le lieu d'où l'énergie est distribuée à tout le corps. Ce concept coïncide avec ce que nous savons tous : que dans l'estomac la nourriture est digérée et transformée en énergie pour être distribuée par le sang à tous les organes du corps.

Regarder notre respiration douce dans cette zone permet au corps de se détendre et d'ajuster ses énergies. Ce fut sans doute la première chose découverte par les anciens yogis. Ils ont probablement aussi réalisé qu'il était possible de dynamiser et de mobiliser l'énergie dans tout le corps en respirant rapidement dans cette zone du corps. Cela pourrait peut-être être l'origine de Kapalabhati qui est une respiration abdominale avec un fort accent sur l'expiration de manière rythmique. Ce type de respiration produit de la chaleur dans la région abdominale. Vous pouvez l'essayer : Asseyez-vous confortablement, le dos droit, expirez fortement par le nez en essayant d'amener le nombril à atteindre la colonne vertébrale. N'inspirez pas immédiatement mais attendez que l'inspiration se fasse d'elle-même et vous verrez que les muscles abdominaux se détendent d'eux-mêmes. Répétez cette action pendant quelques minutes. Ensuite, respirez normalement et surveillez votre esprit, il deviendra très calme.

Après avoir réalisé que la chaleur était produite dans l'abdomen en faisant des expirations rapides et rythmées, la prochaine question qui a probablement surgi était de savoir que faire avec cette énergie. Puis ils ont découvert qu'elle pouvait être acheminée vers le cerveau par la colonne vertébrale. Ils ont également découvert qu'après une expiration, ils pouvaient retenir leur respiration à poumons vides et qu'après une inspiration, ils pouvaient également retenir leur respiration à poumons pleins. Les anciens yogis ont découvert qu'après une suspension prolongée de la respiration à poumons vides, la force de l'inspiration suivante était très forte et que son énergie pouvait être dirigée vers le cerveau. De cette manière, Kumbhaka, la suspension du souffle, est devenue une pratique normale. Ils ont également réalisé que sur le chemin du cerveau, il y avait certaines zones qui aspiraient l'énergie alors qu'elle voyageait vers le haut à travers la colonne vertébrale. Ils nommèrent ces " trous noirs " Chakras qui étaient représentés comme des roues qui tournent et avec elles l'énergie. Ce n'est que lorsque ces roues ont été clairement perçues qu'ils ont réussi à les équilibrer pour permettre à l'énergie de remonter vers le cerveau. Cela leur a permis de produire un changement alchimique dans le cerveau qui leur a donné le pouvoir de découvrir le monde et la vie elle-même d'une manière totalement nouvelle.

Les anciens yogis ont commencé à explorer les frontières de la conscience et de l'énergie subtile. Dans le processus, ils ont découvert ce que les scientifiques occidentaux n'ont appris que récemment : l'inégalité de l'air qui entre et sort par nos narines. L'une d'eux est prédominante et toutes les 90 minutes environ, le flux d'air change d'une narine à l'autre. Ils se sont rendu compte que lorsque l'air était prédominant par la narine droite, le système nerveux sympathique était actif, et inversement, lorsque l'air était prédominant par la narine gauche, le système nerveux parasympathique était activé. Et lorsque le flux d'air était le même à travers les deux narines, le canal subtil qui traverse la colonne vertébrale se dégageait et l'esprit devenait très calme. De cette façon, l'énergie pouvait voyager jusqu'au cerveau sans aucun obstacle, et le cerveau était prêt à la recevoir. À partir de ce moment, il n'a pas été difficile pour les anciens yogis de trouver un moyen de stabiliser le courant d'énergie entre les deux narines. Ils ont appelé cette technique Nadi Shodhana Pranayama qui nettoie les canaux d'énergie qui courent à gauche et à droite de la colonne vertébrale, Ida et Pingala Nadi.

C'est ce qui s'est très probablement passé. Comprendre la logique et l'origine des techniques de Pranayama apporte plus de conscience à la pratique nous permettant d'augmenter notre énergie vitale.

4. Respiration yogique

" Lorsque les muscles externes se préparent à l'action,
les muscles internes font de même "

Les anciens sages indiens savaient que la meilleure façon de respirer est celle qui engage simultanément la partie inférieure, moyenne et supérieure des poumons. Le corps reçoit beaucoup d'oxygène et de Prana. Pour les personnes étrangères à la respiration du yoga, ce n'est pas trop facile à faire car ils ont oublié comment utiliser correctement le diaphragme.

Une fois que nous développons la capacité de suivre avec notre esprit attentivement la façon dont nous inspirons naturellement, et devenons conscients de la pause qui précède l'expiration et pouvons suivre l'expiration du début à la fin, y compris la pause qui précède l'inspiration suivante, et en même temps distinctement dire par quelle narine l'air circule plus facilement, alors nous sommes prêts à commencer à pratiquer la respiration yogique.

La respiration yogique est la base de toutes les techniques de Pranayama. À mon avis, il n'est pas possible de pratiquer une technique de respiration si nous ne sommes pas familiers avec la respiration yogique. Nous pouvons dire avec certitude que c'est l'A.B.C de toutes les autres variantes respiratoires.

Ce type de respiration est la première chose que nous enseignons dans les écoles de yoga du monde entier. Au fur et à mesure que nous le pratiquons, vous remarquerez que naturellement et spontanément, un son doux qui semble sortir de la gorge émergera. Ce son est caractéristique de " Ujjayi Pranayama ".

A première vue, la respiration yogique semble être une respiration fragmentée, car nous respirons d'abord dans la partie inférieure de l'abdomen, puis dans la région thoracique et enfin dans la partie supérieure des poumons. Mais on passe de l'un à l'autre sans s'arrêter. Ce processus se fait également sentir dans les zones correspondantes du dos. L'expiration commence également dans l'abdomen.

Lorsque nous nous asseyons pour faire du pranayama et de la respiration yogique, nous devons nous asseoir en rentrant le menton (Jalandhara Bandha) pour éviter l'hyperventilation. Cette forme de respiration nous oblige à utiliser consciemment les muscles internes.

La respiration yogique apporte dans notre corps un maximum d'oxygène et une élimination maximale du dioxyde de carbone. Le bien-être et la relaxation du corps et de l'esprit peuvent être obtenus en respirant de cette façon. Il est conseillé de toujours faire quelques respirations yogiques avant une pratique d'Asana ou une méditation.

5. Sports et yoga

Pourquoi pratiquer des exercices de respiration si le sport nous fait aussi respirer profondément ? Les poumons fonctionnent sans doute à leur capacité maximale pendant le sport, mais les mouvements sont saccadés et brusques. L'oxygène est rapidement absorbé pour compenser la perte d'énergie.

De la vibration de l'atome aux battements du cœur, tout dans la vie est soumis au rythme. C'est la principale raison pour laquelle la respiration dans le yoga (passif ou actif), apporte plus de bienfaits au corps et à l'esprit que les activités sportives intenses. Les sports actifs consomment beaucoup d'énergie ; par conséquent, nous nous sentons fatigués après. Au contraire, dans le yoga, nous accumulons beaucoup d'énergie.

Le docteur Emiliana Naretto, pneumologue, une de mes étudiantes, déclare : " La contribution du yoga au rajeunissement des organes de notre corps est liée à une diminution du nombre de respirations et de la fréquence des battements cardiaques. Cela signifie une diminution du rythme métabolique et moins de consommation d'énergie, moins d'apport énergétique des cellules, moins d'oxydation du glucose, et moins de formation de radicaux libres ".

Il y a des milliers d'années, des sages d'Orient et d'Inde ont découvert les merveilleux effets de la respiration contrôlée pour préserver la santé et éviter les maladies. C'est ainsi que la science du Pranayama a émergé. En Occident, les activités sportives sont le seul moyen que nous connaissions pour activer nos poumons. Surtout en ce XXIe siècle, où la plupart des gens sont obligés de vivre dans des villes immenses, de mener une vie artificielle, enfermés entre quatre murs, et de plus, lorsqu'ils quittent leur travail pour rentrer chez eux, de prendre le bus bondé ou le métro. L'intention qu'ils pouvaient avoir de faire des exercices ou du sport par la suite s'évanouit. La fatigue est une véritable impasse.

Très probablement, les employés de bureau dans leur enfance et dans leur jeunesse ont vécu en contact avec la nature et pratiqué des sports, mais le pourcentage de personnes qui continuent à pratiquer des activités physiques régulières à l'âge adulte est plutôt faible. Lorsque nous atteignons l'âge adulte, alors que nous devrions consacrer plus de temps à notre santé et préserver nos articulations et notre souplesse musculaire, nous nous retrouvons dans la triste situation où, au lieu d'être maîtres de notre santé, nous sommes les esclaves de nos occupations.

Dans la respiration, il y a trois phases : l'inspiration, l'expiration et la rétention respiratoire avec les poumons pleins ou vides. L'apnée est la pause après chaque inspiration et expiration, qui peut être prolongée à volonté pendant quelques secondes ou minutes. Lorsque nous pouvons retenir notre souffle, le cœur bat de moins en moins vite et ses muscles se reposent. L'apnée est très importante dans le yoga car, lorsque nous le faisons consciemment, cela a de nombreux avantages pour notre santé. Il est crucial d'apprendre à retenir son souffle avec un professionnel qualifié. (Veuillez consulter le chapitre sur le " jeûne intermittent " dans ce livre).

Quand nous étions enfants, parfois par curiosité ou juste pour nous amuser, nous essayions tous de retenir notre souffle sous l'eau. Nous faisions même des compétitions. En tant qu'adultes, nous évitons de faire ces jeux. Quand on observe par exemple des compétiteurs d'élite du tennis, juste avant de frapper la balle avec la raquette, ils retiennent leur souffle, et leur diaphragme se paralyse. Plus l'effort et la tension des muscles sont importants, plus la respiration est longue. Les coureurs du 100 mètres respirent à peine, car ils ont besoin de conserver leur énergie.

Pendant l'apnée, un nettoyage en profondeur des alvéoles des poumons se produit et les impuretés et les toxines du sang sont expulsées. L'apnée est comme l'action des laxatifs dans le système digestif. Principalement pour cette raison, les personnes qui pratiquent la respiration yogique souffrent peu de problèmes d'organes internes ou de problèmes respiratoires.

Le kumbhaka, ou apnée, peut être pratiqué à poumons vides ou à poumons pleins. Retenir sa respiration à poumons vides est recommandé pour les personnes souffrant d'hypertension artérielle. Attention de ne pas dépasser vos limites naturelles. L'apnée avec les poumons pleins n'est pas recommandée pour les personnes souffrant d'hypertension artérielle ou souffrant de problèmes cardiaques.

Le mot Kumbha signifie récipient, comme les récipients que les femmes en Afrique et dans les pays asiatiques utilisent pour transporter de l'eau. La poitrine est comme un vase qu'il faut remplir d'air avant de le sceller avec un couvercle. Le couvercle est Jalandhara Bandha (verrouillage du menton) que nous faisons en abaissant un peu le menton.

Après avoir retenu la respiration, la respiration ne doit pas être fortement altérée. Si c'est le cas, c'est un signe d'avertissement pour réduire le nombre de secondes pendant lesquelles vous retenez votre respiration.

Les différentes phases de la respiration s'influencent mutuellement. Si, par exemple, l'inspiration est trop longue, cela peut altérer l'expiration, etc. Il faut apprendre à réguler consciemment les différentes phases de la respiration.

Les techniques respiratoires en yoga, du point de vue de la santé, dilatent la cavité thoracique et contribuent par conséquent à une plus grande oxygénation de tout l'organisme. Lorsque les cellules reçoivent un supplément d'oxygène, le vieillissement ralentit. Le vieillissement cellulaire, c'est-à-dire le vieillissement de tout le corps, se produit à cause de l'augmentation progressive des dépôts intracellulaires ou " radicaux libres " . Les radicaux libres sont des déchets laissés à l'intérieur des cellules et sont produits en raison d'un processus biochimique dans lequel les molécules de glucose sont converties en énergie pour les différentes fonctions du corps.

L'accumulation de radicaux libres dans les tissus est appelée " oxydation " . La médecine utilise plusieurs moyens pour lutter contre l'oxydation (rouille) des tissus dans le but d'éviter que ces déchets ne restent à l'intérieur des cellules. L'un d'eux est la consommation élevée de vitamine C dans notre alimentation. La vitamine C est l'un des meilleurs composés antioxydants. De nombreuses études scientifiques ont révélé que la plupart des techniques de Pranayama diminuent l'oxydation des tissus en rajeunissant tout le corps.

6. La foi déplace des montagnes

Ce dicton populaire est vrai en ce qui concerne le Pranayama. Avoir confiance dans les résultats et les avantages des techniques de respiration est essentiel. Il n'est pas possible d'aller plus vite que ce que notre corps et nos poumons permettent. Par exemple, maîtriser des techniques de base comme Samavritti, Ujjay, Viloma et autres, peut prendre entre deux et trois ans de pratique quotidienne.

Traditionnellement, une pratique intermittente a été considérée comme dangereuse pour les tissus pulmonaires et nocive pour le système nerveux. Contrairement à la pratique des Asanas, le Pranayama n'est pas une pratique pour obtenir des résultats immédiats. Si vous pratiquez le pranayama en suivant attentivement les instructions démontrées par l'expérience, vous suivrez les traces d'innombrables anciens yogis. Siècles après siècles, ils ont " joué " avec leur souffle, essayant ceci et cela. Essai et erreur. Petit à petit, ils ont développé des techniques spécifiques qui, si vous les essayez avec enthousiasme, vous permettront d'obtenir des résultats étonnants vous menant directement aux portes intérieures de votre vrai Soi.

Lorsque vous commencez à pratiquer, vous devez accepter que les résultats ne se produiront pas immédiatement. C'est un acte de foi. Pour beaucoup de gens, le Pranayama est ennuyeux : vous pratiquez tous les jours les mêmes techniques et fréquemment vous avez l'impression de ne pas beaucoup progresser. C'est le moment où vous avez besoin d' avoir la foi. Comme vous n'avez pas d'expérience dans ce domaine, vous devez faire confiance aux innombrables personnes qui vous ont précédé. Vous devriez au moins donner une " chance " au Pranayama. Après deux à trois mois, vous remarquerez des changements significatifs dans votre bien-être.

Il existe autant de manières de pratiquer le Pranayama que de manières de pratiquer les Asanas. Le Pranayama amplifie non seulement l'énergie du corps, mais pénètre également profondément dans la compréhension de la façon de contrôler cette énergie. Les subtilités des changements que vous vivrez vous inciteront à continuer à pratiquer. Lorsque nous nous asseyons pour pratiquer, les mouvements du corps cessent. Ensuite, il est possible de se concentrer sur le travail interne de la respiration. L'immobilité est probablement un bon mot pour décrire ce que nous vivons.

7. La respiration est l'intelligence du corps

" Sans respiration correcte, c'est comme monter avec un escalator qui descend - vous n'irez nulle part "

Patrick McKeown

Faire attention à la respiration, c'est être dans le moment présent. C'est être ici et maintenant.

Nous respirons environ 15 fois par minute et environ 25 000 fois en une journée. Nous respirons tous, bien sûr, mais combien d'entre nous respirent correctement et consciemment ? Mauvaise posture, obésité, troubles émotionnels, cigarettes et mauvaise utilisation des muscles respiratoires nous font respirer de manière déficiente. Le résultat, comme nous le savons, est une respiration difficile et une tendance aux maladies cardiaques. Le pranayama peut aider à prévenir et même à guérir les maladies.

Des facteurs physiques, mentaux et environnementaux influencent la respiration. Cependant, il est en notre pouvoir de faire quelque chose à ce sujet. Par exemple, si nous nous ennuyons à mourir tout le temps, la respiration Bhastrika s'en chargera. Si nous faisons du vélo derrière un bus, nous pouvons retenir notre respiration ; si nous sommes contrariés, nous pouvons essayer de respirer lentement pour nous calmer. Si nous respirons irrégulièrement, la respiration introspective peut aider.

Nombreuses sont les personnes qui respirent jour et nuit par la bouche. Le nez a été conçu pour respirer et sentir. L'odorat est un puissant gardien. Il nous permet de sentir les parfums mais aussi de détecter les émanations toxiques. Mais le rôle principal du nez est d'absorber le Prana de l'air.

Lorsque nous sommes au bord de la mer ou à la montagne, naturellement nous respirons plus profondément en appréciant la sensation de fraîcheur, comme si l'air avait du goût. Lorsque nous respirons par la bouche, rien de tout cela ne se produit car le goût de l'ozone est absent. La personne qui respire principalement par la bouche subira tôt ou tard les conséquences du manque de Prana, la plus importante étant une faible immunité contre les maladies contagieuses.

La nature a bien sûr pensé à tout : si le nez est bouché, on peut respirer par la bouche, et inversement. En cas d'impossibilité de nourrir une personne malade par la bouche, le nez peut être utilisé. Idéalement, chaque organe doit fonctionner conformément à sa conception. Parmi les mammifères, l'homme est le seul à avoir la mauvaise habitude de respirer par la bouche.

Le yoga utilise une technique de purification pour nettoyer le nez appelée " Jala Neti " qui peut être traduite par " nettoyage à l'eau " qui élimine le mucus et les polluants des voies nasales et des sinus permettant à l'air de circuler sans obstruction.

Il y a quelques milliers d'années, les sages de l'Inde ont découvert les bienfaits indéniables de la respiration consciente pour préserver la santé et éviter les maladies. Ce fut le début de la science du Pranayama.

8. Le paradoxe de l'oxygène

L'oxygène est le carburant dont les muscles ont besoin pour fonctionner efficacement. Une idée fausse, courante cependant, est que respirer un plus grand volume d'air augmente l'oxygénation du sang. Il est physiologiquement impossible d'augmenter la saturation en oxygène du sang de cette manière car le sang est presque toujours complètement saturé. Ce serait comme verser plus d'eau dans un verre déjà rempli à ras bord.

Qu'est-ce que la saturation en oxygène ?

C'est le pourcentage de globules rouges porteurs d'oxygène (molécules d'hémoglobine) qui contiennent de l'oxygène. Pendant les périodes de repos, le volume respiratoire normal d'une personne en bonne santé se situe entre 4 et 6 litres d'air par minute, ce qui se traduit par une saturation en oxygène presque complète de 95 à 99 %. Étant donné que l'oxygène se diffuse continuellement à partir du sang, une saturation à 100 % n'est pas toujours possible. Une saturation en oxygène de 100 % suggérerait que la liaison entre les globules rouges et l'oxygène est trop forte, ce qui réduit la capacité des cellules sanguines à fournir de l'oxygène aux muscles, aux organes et aux tissus. Nous avons besoin de sang pour libérer de l'oxygène, pas pour le retenir. L'augmentation de la saturation en oxygène à 100 % n'a aucun avantage supplémentaire.

Beaucoup de gens ont du mal à comprendre qu'il est impossible de prendre de plus grandes respirations pour obtenir plus d'oxygène. Pendant des années, nous avons été endoctrinés avec les avantages de prendre des " respirations profondes " par des conseillers en stress, des professeurs de yoga, des physiothérapeutes et des entraîneurs sportifs bien intentionnés. Prendre une grande respiration fait du bien ; c'est comme étirer le corps après s'être assis pendant longtemps.

" Respirez profondément " c'est ce que les gens disent à quelqu'un qui est très stressé. Cela n'a pas de sens. Lorsque nous sommes stressés, nous respirons plus vite, moins profondément, irrégulièrement ce qui maintient le corps dans un état de combat ou de fuite donc il faut faire le contraire. Je dis aux gens de respirer par le nez et de ralentir doucement la respiration. Lorsque la respiration sera détendue, elle deviendra régulière et la température corporelle changera, la quantité de salive changera dans la bouche et la personne se sentira immédiatement mieux. Votre nez est relié à votre diaphragme ; votre bouche est reliée au haut de votre poitrine.

Si vous respirez rapidement et peu profondément, cela affecte votre consommation d'oxygène et donc l'apport d'oxygène, la circulation sanguine, le sommeil et vos émotions.

L'hémoglobine est une protéine présente dans le sang, l'une de ses fonctions est de transporter l'oxygène des poumons vers les tissus et les cellules. Un élément fondamental de GPBALANCE est de comprendre l'effet Bohr - la manière dont l'oxygène est libéré de l'hémoglobine et délivré aux muscles et aux organes. Ce processus est au cœur de la libération de votre véritable potentiel de remise en forme.

Le point crucial à retenir est que l'hémoglobine libère de l'oxygène lorsqu'elle est en présence de dioxyde de carbone. Lorsque nous respirons trop, trop de dioxyde de carbone est lavé des poumons, du sang, des tissus et des cellules. Cette condition est appelée " hypocapnie " provoquant la rétention d'oxygène par l'hémoglobine, ce qui entraîne une réduction de la libération d'oxygène et, par conséquent, une réduction de l'apport d'oxygène aux tissus et aux organes. Avec moins d'oxygène délivré aux muscles, ils ne peuvent pas fonctionner aussi efficacement que nous le souhaiterions.

9. Hyperventilation et hypoventilation

Certaines personnes, lorsqu'elles commencent à pratiquer le pranayama, entrent dans un état d'hyperventilation. L'enseignant doit toujours être vigilant, pour arrêter les élèves lorsqu'ils sont inconsciemment en hyperventilation. Cette condition s'arrête rapidement lorsque nous nous allongeons et respirons par l'abdomen. C'est ok d'hyperventiler, comme c'est le cas avec la pratique de Néo Tummo que nous verrons en détail dans le tome 10, si vous savez ce que vous faites.

L'hyperventilation produite par une anxiété aiguë peut se transformer en crise de panique. Les personnes qui ont subi un fort impact émotionnel se mettent parfois à hyperventiler.

L'hyperventilation provoque une perte importante de dioxyde de carbone dans le sang, modifiant sa composition chimique. Ces changements produisent, entre autres, une respiration anormalement rapide, des étourdissements et des picotements dans les mains. L'hyperventilation arrive aussi aux personnes qui ont la mauvaise habitude de faire de la respiration claviculaire.

Lorsque le diaphragme ne peut pas descendre complètement pendant l'inspiration, l'espace dans la poitrine diminue et les poumons ne peuvent pas se dilater complètement. Lorsque la capacité pulmonaire devient restreinte, moins d'oxygène pénètre à chaque respiration. Ce manque d'oxygène est compensé par une augmentation du nombre de respirations par minute, soit plus de 15.

Lorsqu'une personne hyperventile, une grande quantité de dioxyde de carbone est perdue. Tout le monde sait que le corps a besoin d'oxygène pour survivre, mais tout le monde ne sait pas qu'il a aussi besoin de dioxyde de carbone. Cet élément est fondamental pour maintenir le bon mélange d'acidité et d'alcalinité, essentiel pour maintenir un bon métabolisme cellulaire. Lorsque le corps perd trop de dioxyde de carbone, le métabolisme passe d'acide à alcalin, comme dans le cas de quelqu'un qui escalade une haute montagne. La faible teneur en oxygène de l'air à haute altitude nous oblige à respirer rapidement en produisant une perte excessive de dioxyde de carbone.

Anxiété

Les symptômes d'hyperventilation et d'anxiété sont similaires et se sont avérés liés dans certains cas. Une étude du Département de psychologie et de statistiques de l'Université d'Albany a révélé que les étudiants ayant des niveaux d'anxiété élevés avaient des niveaux de dioxyde de carbone plus faibles et une fréquence respiratoire plus rapide que les étudiants ayant de faibles niveaux d'anxiété. Les résultats de cette étude ne sont pas surprenants si l'on considère les effets de l'hyperventilation : étourdissements, maux de tête, douleurs thoraciques et étourdissements. C'est l'anxiété qui cause l'hyperventilation, ou est-ce l'hyperventilation qui cause l'anxiété ? Comme nous le savons, l'hyperventilation réduit la concentration de dioxyde de carbone dans le sang. Cela conduit à un rétrécissement des vaisseaux sanguins et à une réduction de l'apport d'oxygène au cerveau. Un cerveau privé d'oxygène est plus excitable et agité, et à mesure qu'il est inondé de pensées auto-générées, l'anxiété entre en jeu. L'un contribue à l'autre, créant un cercle vicieux qui s'auto-entretient.

Respirer dans un sac en papier

Respirer dans un sac en papier est une technique souvent utilisée pour réguler l'hyperventilation. Cela fonctionne en remettant une partie du dioxyde de carbone perdu dans vos poumons et votre corps. Cela aide à équilibrer le flux d'oxygène dans votre corps. Cependant, respirer dans un sac en papier doit être fait correctement et peut ne pas fonctionner pour tout le monde. Il est bien connu qu'en général, respirer dans un sac en papier aide certaines personnes souffrant d'hyperventilation et d'anxiété.

Les personnes utilisant un sac en papier, du type utilisé pour les déjeuners, doivent être placées sur la bouche et le nez et prendre entre 6 et 12 respirations normales seulement, et répéter si nécessaire. Veuillez noter qu'il doit s'agir d'un petit sac en papier et non d'un sac en plastique car il ne fonctionne pas de la même manière et peut être dangereux.

Mais, en cas d'hyperventilation due à l'anxiété, à une crise d'hystérie ou à une crise de panique, mieux vaut retenir sa respiration à poumons vides pendant quelques secondes et répéter autant de fois que nécessaire. Retenir son souffle est l'un des principaux piliers de GPBALANCE !

Hypoventilation (entraînement hypoxique)

Cela signifie simplement respirer moins ! Les nageurs de compétition effectuent généralement deux ou trois mouvements avant de tourner la tête sur le côté et d'inspirer. Dans les années 1970, un entraîneur de natation américain du nom de James Counsilman a entraîné son équipe à relâcher lentement son souffle pendant 9 mouvements de bras. Dans un sens, c'est très similaire au travail de Buteyko. Il a obtenu de nombreuses médailles pour son équipe aux Jeux olympiques de Montréal, la plus grande performance d'une équipe de natation olympique américaine de l'histoire.

Respirer moins offre d'énormes avantages. Si les athlètes s'y tiennent pendant plusieurs semaines, ce qui permet à leurs muscles de s'adapter à tolérer une plus grande accumulation de lactate, leur corps peut tirer plus d'énergie pendant les états de stress d'anaérobie intense et, par conséquent, s'entraîner plus dur et plus longtemps. L'entraînement en hypoventilation augmente le nombre de globules rouges, ce qui permet aux athlètes de transporter plus d'oxygène et de produire plus d'énergie à chaque respiration. Respirer beaucoup moins offre les avantages d'un entraînement à une altitude de 2 000 à 2 500 mètres. Il faut dire que faire ce type d'entraînement n'est pas agréable du tout.

Les experts dans l'art de la respiration semblent convenir que la respiration parfaite consiste à inspirer pendant 6 secondes et à expirer pendant 6 secondes.

Soit 6 respirations par minute pour un total d'environ 6 litres d'air. Cela demande beaucoup de pratique, bien sûr, car cela implique un changement dans la respiration spontanée normale.

La recherche montre que cela nous permet d'influencer le système nerveux autonome, qui a été perturbé par le stress, en particulier le stress à long terme. Lorsque vous ralentissez à 6 respirations par minute, cela stimule le nerf vague, augmente la variabilité de la fréquence cardiaque, la synchronicité de votre respiration et la fréquence de votre rythme cardiaque et augmente la sensibilité des biorécepteurs. Nous sommes constamment confrontés à des défis dans la vie quotidienne, il est donc très important de maintenir un bon équilibre entre le système sympathique et le système parasympathique. Les personnes ayant un bon système nerveux autonome peuvent mieux faire face aux défis que la vie leur lance. Une respiration lente stimule les biorécepteurs qui sont des récepteurs de pression dans les vaisseaux sanguins, l'aorte et les artères carotides.

10. Oxygène, stress oxydatif et radicaux libres

Tout comme un excès de calories peut causer des dommages métaboliques, un excès d'oxygène peut également endommager prématurément vos tissus en générant un excès de radicaux libres, qui sont des molécules hautement réactives et destructrices qui endommagent les graisses de vos membranes cellulaires, de vos protéines et de votre ADN. Les radicaux libres sont générés par la dégradation normale de l'oxygène au cours du métabolisme. Nous créons tous un certain nombre de radicaux libres par l'acte de respirer. Maintenir un volume respiratoire sain, s'exposer à un apport d'oxygène réduit pendant une courte période, est une bonne stratégie pour maintenir votre oxygène à un niveau optimal.

Le stress oxydatif est un déséquilibre entre les radicaux libres et les antioxydants dans votre corps. Les radicaux libres sont des molécules contenant de l'oxygène avec un nombre impair d'électrons. Le nombre impair leur permet de réagir facilement avec d'autres molécules. Les radicaux libres peuvent provoquer des réactions chimiques en chaîne dans votre corps car ils réagissent très facilement à d'autres molécules. Ces réactions sont appelées oxydation. Ils peuvent être bénéfiques ou nocifs.

Les antioxydants sont des molécules qui peuvent donner un électron à un radical libre sans se rendre instables. Cela amène le radical libre à se stabiliser et à devenir moins réactif.

L'oxydation est un processus normal et nécessaire de votre corps. Le stress oxydatif, quant à lui, se produit lorsqu'il existe un déséquilibre entre l'activité des radicaux libres et l'activité antioxydante. Lorsqu'ils fonctionnent correctement, les radicaux libres peuvent aider à combattre les agents pathogènes. Les agents pathogènes entraînent des infections.

Lorsqu'il y a plus de radicaux libres présents et que les antioxydants ne les maintiennent pas en équilibre, ils commencent à endommager les tissus adipeux, l'ADN et les protéines de votre corps. Les protéines, les lipides et l'ADN constituent une grande partie de votre corps, de sorte que les dommages peuvent entraîner un grand nombre de maladies au fil du temps. Ceux-ci incluent le diabète, l'athérosclérose ou le durcissement des vaisseaux sanguins, les cadres inflammatoires, l'hypertension artérielle, les maladies cardiaques, les maladies neurodégénératives telles que la maladie de Parkinson, la maladie d'Alzheimer et le cancer. Le stress oxydatif contribue également au vieillissement.

Avec des cellules correctement oxygénées, notre corps fonctionne plus efficacement, même - ou surtout - dans des activités passives comme la position assise. Un désir pour plus d'eau et moins d'aliments transformés s'ensuit naturellement.

11. Exercices aérobiques et anaérobiques

" Quand on arrête de bouger, on meurt petit à petit.
Quand les requins arrêtent de nager, ils meurent
complètement "

Lorsque vous allez voir un médecin, il prend normalement votre pouls, votre tension artérielle, écoute vos poumons et, dans certains cas, vérifie votre température corporelle. À mon avis, le médecin devrait également ajouter une question simple : " combien de temps consacrez-vous chaque jour à faire des exercices physiques? " Le moins que l'on puisse faire pour être hors de portée des radars des médecins, c'est de marcher pas moins de cinq kilomètres par jour. Cela ne devrait pas prendre plus de 20 à 30 minutes. Il s'agit d'un exercice aérobique.

L'OMS (Organisation Mondiale de la Santé) recommande de faire au moins 150 minutes par semaine d'exercices aérobiques d'intensité modérée, et deux fois par semaine des exercices de renforcement musculaire (exercices anaérobiques). Marcher d'un bon pas, promener le chien, porter les sacs du supermarché à la maison, jardiner, etc., sont considérés comme des exercices d'intensité modérée.

Si vous voulez vivre plus longtemps et en bonne santé, vous devez faire des exercices aérobiques et utiliser vos muscles pour soulever des poids, ou votre propre corps, comme dans le yoga. Les deux types d'exercices sont importants. Les exercices cardiovasculaires nous aident à ne pas arriver en haut des escaliers à bout de souffle, et les exercices pour renforcer les muscles aident à maintenir vos os dans des conditions optimales.

Lorsque nous faisons des exercices aérobiques, la respiration devient plus rapide, le sang circule aussi plus rapidement car le cœur pompe beaucoup plus en envoyant de l'oxygène aux tissus du corps. C'est la façon la plus populaire de faire des exercices. Environ 80 % des personnes qui font régulièrement de l'exercice font des exercices d'aérobique ; le reste, 20 %, fait des exercices de puissance et pour ceux qui ne veulent pas aller en salle de sport pour soulever des poids, le Pilates, le yoga et le Tai chi sont de bonnes alternatives.

Malgré tous les avantages de l'exercice, vous ne perdrez pas nécessairement de poids. Beaucoup de gens, au contraire, prennent du poids soit parce que leur masse musculaire augmente, soit parce qu'ils ont plus faim. L'exercice n'est pas toujours reflété sur la balance.

Les exercices aérobiques sont de type d'endurance : ils augmentent le rythme cardiaque et respiratoire d'une personne. Le muscle se déplace de manière rythmique et coordonnée pendant une période prolongée. On les appelle des exercices aérobiques car ils nécessitent de l'oxygène pour produire de l'énergie.

Les exercices anaérobiques impliquent de courtes périodes d'activité intense. Ils sont anaérobiques car ils n'entraînent pas d'augmentation de l'absorption et du transport de l'oxygène. Pendant l'exercice anaérobique, le corps décompose les réserves de glucose en l'absence d'oxygène, ce qui entraîne une accumulation d'acide lactique dans les muscles. Des exemples d'exercices anaérobiques comprennent le sprint, l'haltérophilie et l'entraînement à haute intensité (HIT).

Le yoga, pour votre connaissance, n'est pas aérobique ou anaérobique, car il s'agit d'être conscient. C'est une forme d'exercice relaxante qui étire les muscles et le corps tout en calmant l'esprit en se concentrant sur la respiration. Les versions athlétiques incluent le Power yoga et l'Ashtanga Vinyasa qui vous font transpirer. Ces formes pourraient être une sorte d'exercice aérobique léger.

On peut dire en toute sécurité qu'il existe trois types d'exercices : aérobique, anaérobique et étirements.

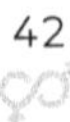

12. La respiration d'une vie

Respirer est la première chose que nous faisons en arrivant au monde et la dernière chose que nous faisons avant de le quitter, avec une expiration. Cela se produit automatiquement entre 22 000 et 25 000 fois par jour sans même que nous ayons à prêter attention à notre respiration, mais la respiration est l'une des manifestations autonomes de notre corps que nous pouvons contrôler si nous le choisissons. Mais parce que nous pouvons le faire sans y penser consciemment, nous l'oublions souvent. Nous réagissons à chaque situation de la vie avec notre respiration. Mais nous avons le pouvoir de choisir comment nous réagissons à n'importe quelle situation en contrôlant notre respiration. Étonnamment, cela peut également affecter la façon dont les autres nous répondront.

Ainsi, la première chose que nous devons faire est de transformer la respiration inconsciente en respiration consciente. La respiration consciente active la réponse de relaxation du corps, qui à son tour réduit la pression artérielle, diminue le risque d'accident vasculaire cérébral et améliore la santé cardiovasculaire. C'est également bon pour la digestion et l'immunité générale, qui sont toutes deux altérées par le stress.

Notre respiration change non seulement en fonction de nos activités, mais aussi au cours de notre vie. Avant la naissance, l'embryon puis le fœtus puisent l'oxygène du sang de la mère par le placenta. Des modifications de l'hémoglobine ont lieu pour permettre à l'embryon/au fœtus de prélever de l'oxygène dans le sang de la mère à une concentration inférieure à celle qu'il trouvera dans l'air après la naissance. Immédiatement après la naissance, le nouveau-né doit passer du prélèvement d'oxygène du sang au gonflage de ses poumons et à l'aération. Les bébés ont un rythme cardiaque et respiratoire beaucoup plus rapide que les adultes : ils prennent environ 40 respirations par minute car ils ont des poumons plus petits. La fréquence cardiaque et la fréquence respiratoire ralentissent avec l'âge, en partie parce que les poumons deviennent moins capables de se dilater et de se contracter. Devenant moins élastique avec l'âge, tous nos muscles - non seulement les muscles squelettiques mais aussi les muscles lisses et le muscle cardiaque- réduisent la vitesse à laquelle ils se dilatent et se contractent.

Lorsque nous mourons, le principal signe de la mort est l'arrêt de la respiration. L'oxygène cesse de se diffuser dans le sang et, à mesure que l'ATP est épuisé et que nous sommes incapables d'en synthétiser davantage, nous devenons cyanosés. Nous manquons d'énergie et tous les processus du corps cessent. Le cerveau cesse toute activité, y compris l'activité involontaire qui est nécessaire pour maintenir la vie.

Remarque : ATP (l'adénosine triphosphate transporte l'énergie dans les cellules pour le métabolisme. Chaque cellule utilise l'ATP pour l'énergie. Il se compose d'une base - l'adénine - et de trois groupes phosphate).

13. La respiration, une médecine puissante

" Nous devons évacuer tout l'air de nos poumons pour pouvoir en faire entrer plus. Aussi basique que cela puisse paraître, les expirations complètes sont rarement pratiquées. La plupart d'entre nous n'employons qu'une petite fraction de notre capacité pulmonaire totale à chaque respiration. Il faut bouger un peu plus le diaphragme de haut en bas et expirer davantage avant de prendre une nouvelle inspiration "

Il existe de nombreux textes anciens en Chine qui parlent des bienfaits médicinaux de la respiration. Ces textes contiennent des instructions détaillées sur la façon de réguler la respiration, de la ralentir et de l'avaler. Les textes anciens hindous considéraient le souffle et l'esprit comme la même chose et décrivaient des pratiques élaborées destinées à équilibrer la respiration et à préserver la santé physique et mentale. De plus, les bouddhistes utilisaient la respiration non seulement pour allonger leur vie mais aussi pour atteindre des niveaux de conscience supérieurs. Respirer, pour toutes ces personnes, pour toutes ces cultures, était un médicament puissant.

Les pneumologues travaillent principalement sur des maladies spécifiques des poumons - collapsus, cancer, emphysème. Il n'y a pas beaucoup de scientifiques qui étudient la respiration, cependant, quelques-uns d'entre eux ont découvert que 90 % des gens modernes respirent de manière incorrecte. Cela crée une longue liste de maladies chroniques. Asthme, anxiété, déficit de l'attention, troubles d'hyperactivité, psoriasis et de nombreuses autres maladies qui peuvent être réduites ou guéries en modifiant notre façon de respirer.

La façon dont nous respirons affecte la taille et la fonction de nos poumons. La respiration nous permet de pirater notre propre système nerveux, de contrôler notre réponse immunitaire, de restaurer la santé et de nous aider à vivre plus longtemps.

Peu importe ce que nous mangeons, à quel point nous faisons de l'exercice, à quel point nos gènes sont résistants, à quel point nous sommes minces, jeunes ou sages, rien de tout cela n'aura d'importance si nous ne respirons pas correctement.

Comme je l'ai écrit dans le livre 1, j'ai subi ma part de problèmes respiratoires. Je sais de première main ce que c'est de ne pas pouvoir respirer, de ne même pas pouvoir faire quelques pas avant de commencer à respirer. Je sais aussi ce que c'est de ne pas pouvoir dormir allongé dans son lit. Ne pas pouvoir respirer crée la panique. Tout notre système est déséquilibré.

La façon dont nous respirons et la quantité que nous respirons ne sont pas les mêmes choses. Respirer vingt-cinq fois par minute, vingt, quinze, dix fois, par la bouche, le nez, la trachéotomie ou respirer par un tube, ce n'est certainement pas la même chose.

14. Inspire, expire

" La façon dont vous respirez est la
façon dont vous vivez "

Nous faisons cela toute la journée, tous les jours sans réfléchir. Posez-vous la question : à quand remonte la dernière fois où j'ai respiré profondément ? Probablement pas aussi souvent que vous le pensez. J'oserais dire seulement quelques fois par jour. Mais saviez-vous que la respiration profonde est l'un de nos outils les plus simples, les plus pratiques et les plus naturels pour combattre des problèmes comme le stress et l'anxiété, réduire la douleur, l'hypertension artérielle et même faciliter la digestion ? Autrement dit, l'oxygène supplémentaire fait des merveilles pour le corps et l'esprit.

La respiration est une fonction corporelle, à la fois involontaire et volontaire. D'autres fonctions majeures - prenez la digestion et la circulation sanguine, par exemple - se produisent sans influence consciente et, pour la plupart, nous ne pourrions pas les influencer même si nous essayions.

La respiration est également gérée dans l'inconscient, mais à tout moment nous pouvons prendre les commandes et changer consciemment notre façon de respirer. Nous pouvons rendre notre respiration peu profonde ou profonde, rapide ou lente, ou nous pouvons choisir d'arrêter complètement de respirer (jusqu'à ce que nous nous évanouissions et que l'inconscient reprenne le dessus).

Puisque nous respirons tout le temps, l'étrangeté de ce système de double contrôle ne nous apparaît généralement pas, mais c'est cette flexibilité de contrôle qui a attiré l'attention des anciens yogis. Nous pouvons changer la façon dont nous respirons et, ce faisant, nous pouvons affecter la façon dont le corps et l'esprit se sentent.

La dynamique à l'œuvre dans la respiration profonde est l'échange complet d'oxygène : plus d'oxygène entre dans le corps et plus de dioxyde de carbone en sort.

La respiration diaphragmatique est un exercice pour tous les organes du corps. Avec les mouvements du diaphragme, des organes comme l'estomac, le foie, l'intestin, le cœur et le pancréas sont massés, améliorant ainsi leur fonction. La respiration profonde renforce et tonifie également les muscles abdominaux. La respiration diaphragmatique est une partie essentielle du yoga.

Voici dix raisons scientifiques d'accorder plus d'attention à une capacité que la plupart d'entre nous ne maximisons pas :

1. Gestion du stress : C'est l'application la plus directe de la respiration contrôlée et celle dont on entend le plus parler. Nos cerveaux sont régulièrement en état d'alerte élevée pour les menaces dans notre environnement - nous sommes câblés pour réagir de manière défensive à tout ce qui suggère de nous mettre en danger physiquement ou psychologiquement.

La respiration contrôlée peut être l'outil le plus puissant dont nous disposons pour empêcher notre cerveau de nous maintenir dans un état de stress et prévenir les dommages ultérieurs causés par des niveaux de stress élevés. La réponse de relaxation est un moyen intégré de contrôler le stress. Les respirations profondes stimulent votre nerf vague et ralentissent votre rythme cardiaque. Respirer par le ventre augmente l'apport d'oxygène de votre corps et indique au système nerveux parasympathique de se mettre en marche.

2. Gestion de l'anxiété : Lorsque vous vous sentez anxieux, votre respiration s'accélère et devient moins profonde. Votre cerveau pense que vous ne recevez pas assez d'air et peut commencer à hyperventiler. Se sentir anxieux stimule votre système nerveux sympathique et se prépare à un danger potentiel.

Le moyen par lequel la respiration contrôlée déclenche le système nerveux parasympathique est lié à la stimulation du nerf vague, un nerf allant de la base du cerveau à l'abdomen, responsable entre autres, de la médiation des réponses du système nerveux et de la réduction du rythme cardiaque.

Le nerf vague libère un neurotransmetteur appelé acétylcholine qui catalyse une concentration et un calme accrus. Un avantage direct de plus de l'acétylcholine est une diminution du sentiment d'anxiété. La stimulation du nerf vague peut également jouer un rôle dans le traitement de la dépression, même chez les personnes résistantes aux antidépresseurs.

3. Abaissement de la tension artérielle et de la fréquence cardiaque : les recherches suggèrent que, lorsqu'elle est pratiquée de manière constante, la respiration contrôlée entraîne une baisse de la tension artérielle et de la fréquence cardiaque, ce qui entraîne une usure moindre des vaisseaux sanguins. Comme décrit ci-dessus, le nerf vague joue un rôle clé dans cette réponse.

Au fil du temps, l'utilisation d'une respiration contrôlée pour abaisser la tension artérielle et la fréquence cardiaque peut aider à prévenir les accidents vasculaires cérébraux et à réduire le risque d'anévrisme cérébral.

4. **Stimulation de la croissance cérébrale :** L'un des développements de recherche les plus intrigants impliquant la respiration contrôlée est que lorsqu'elle est utilisée pour faciliter la méditation, le résultat peut être une augmentation réelle de la taille du cerveau. Plus précisément, le cerveau connaît une croissance dans les zones associées à l'attention et au traitement des entrées sensorielles.

L'effet semble être plus perceptible chez les personnes âgées, ce qui est particulièrement une bonne nouvelle car c'est l'inverse de ce qui se passe généralement avec l'âge - la matière grise devient généralement plus fine.

5. **Modification de l'expression des gènes** : Une autre découverte inattendue de la recherche est que la respiration contrôlée peut modifier l'expression des gènes impliqués dans la fonction immunitaire, le métabolisme énergétique et la sécrétion d'insuline..

6. **Soulagement de la douleur** : comme indiqué ci-dessus, la respiration profonde déclenche la libération d'endorphines, ce qui non seulement aide à créer une sensation agréable, mais combat également la douleur.

7. **Amélioration de l'immunité :** Lorsque votre sang est complètement oxygéné, il transporte et absorbe plus efficacement les nutriments et les vitamines. Essentiellement, plus le sang est propre, plus il est difficile pour les maladies de rester en place.

8. Augmentation de l'énergie : Plus il y a d'oxygène dans le sang, mieux notre corps fonctionne. Cela améliore également notre endurance.

9. Stimulation du système lymphatique (Détoxifie le corps) : La respiration libère du dioxyde de carbone. La respiration supervise 70% du nettoyage du corps des toxines (les 30% restants se font par la vessie et les intestins.) Si vous ne respirez pas complètement, votre corps doit faire des heures supplémentaires pour libérer ces toxines.

10. Amélioration du sommeil : Un adulte a besoin d'au moins six à sept heures de sommeil chaque nuit pour une santé et une productivité optimales. La respiration profonde favorise un meilleur sommeil en atténuant le stress et en déclenchant une réponse de relaxation. Lorsque le stress est réduit, le sommeil s'améliore.

15. Vision, respiration et stress

J'ai résumé dans ce chapitre les informations que mon élève Felipe Silva m'a envoyées en novembre 2020. Je lui en suis très reconnaissant car c'est l'occasion d'apprendre quelque chose de nouveau, et ce qui est le plus important, de le partager.

Le monde, à cause du Covid-19 et à cause de tous les problèmes dérivés de la pandémie, est sous tension. Selon Andrew Huberman, neuroscientifique à l'Université de Stanford, le stress ne concerne pas seulement les mauvaises nouvelles que nous lisons dans les journaux ou les images que nous voyons. Il s'agit de la façon dont nos yeux et notre respiration changent en réponse au monde et aux cascades d'événements qui s'ensuivent. Nos yeux et notre respiration nous offrent une libération facile du stress.

Les affirmations de Huberman sont basées à la fois sur la science établie et émergente. En 2018, son laboratoire a rapporté sa découverte de voies cérébrales liées à la peur et à la paralysie qui répondent spécifiquement aux menaces visuelles. Et un nombre restreint mais croissant de recherches démontre que la modification de notre respiration peut altérer notre cerveau. Il a identifié un lien étroit entre les neurones responsables du contrôle de la respiration et la région du cerveau responsable de l'éveil et de la panique. Cette compréhension croissante de la façon dont la vision et la respiration affectent directement le cerveau peut s'avérer utile alors que nous continuons à faire face à des défis croissants dans le monde entier.

Stress

Le stress fait partie du continuum que nous appelons l'excitation autonome. À une extrémité de ce continuum se trouverait quelqu'un dans le coma. À l'autre extrémité de ce continuum se trouve une attaque de panique à part entière : accélération du rythme cardiaque, dilatation des pupilles, hyperventilation. Entre les deux, nous avons des niveaux de stress inférieurs, alertes et concentrés, somnolents et endormis. Le stress est généralement un niveau élevé d'excitation autonome. Il a été conçu pour être une réponse générique pour mobiliser le corps.

Parfois, le stress est bien adapté aux exigences de la vie. Si vous avez besoin de courir et d'attraper votre train, vous voulez que toutes les choses qui accompagnent le stress suivent ce train. Mais si la réponse au stress est excessive, elle peut commencer à devenir pathologique.

La relation entre le stress et la vision

Lorsque vous voyez quelque chose d'excitant ou de stressant - un titre d'actualité, un débit frauduleux de carte de crédit - la fréquence cardiaque augmente, la respiration augmente. L'un des changements les plus puissants concerne la vision. Les pupilles se dilatent et il y a un changement dans la position du cristallin dans l'œil. Votre système visuel passe en mode portrait sur un smartphone. Votre champ de vision se rétrécit. Vous voyez une chose avec un relief plus net, et tout le reste devient flou. Vos globes oculaires tournent légèrement vers votre nez, ce qui définit votre profondeur de champ, et se concentrent sur un seul endroit. Il s'agit d'un mécanisme primitif et ancien par lequel le stress contrôle le champ visuel.

Cette vision focale active le système nerveux sympathique. Tous les neurones de votre cou jusqu'au haut de votre bassin sont activés en même temps et déploient un tas d'émetteurs et de produits chimiques qui vous font vous sentir agité et vous donnent envie de bouger.

Quelque chose que la plupart des gens n'apprécient pas, c'est que les yeux sont deux parties du cerveau. Ils ne sont pas connectés au cerveau ; ils sont cerveau. Au cours du développement, les yeux font partie du cerveau antérieur embryonnaire. Vos yeux sont expulsés du crâne pendant le premier trimestre, puis ils se reconnectent au reste du cerveau. Ils font donc partie du système nerveux central.

Avoir les yeux à l'extérieur du crâne oriente l'organisme vers l'heure de la journée. Mais cela signifie également que vous avez deux parties du cerveau qui peuvent enregistrer des événements dans l'environnement à distance pour ajuster l'état général de vigilance dans le reste du cerveau et du corps. Ce serait terrible si nous devions attendre que les choses soient en contact avec nous avant de pouvoir nous préparer à y réagir.

La vision panoramique peut modifier notre niveau de stress

Quand vous regardez un horizon ou une vue large, vous ne regardez pas une chose pendant longtemps. Si vous gardez la tête immobile, vous pouvez élargir votre regard afin de voir loin dans la périphérie - au-dessus, en dessous et sur les côtés. Ce mode de vision déclenche un mécanisme dans le tronc cérébral impliqué dans la vigilance et l'éveil. On peut désactiver la réponse au stress en changeant la façon dont nous percevons notre environnement, indépendamment de ce qu'il y a dans cet environnement.

La respiration régule l'éveil autonome

La vision et la respiration sont, sans aucun doute, les moyens les plus rapides et les plus évidents de contrôler l'excitation autonome. Notre façon de respirer impacte très fortement notre état de stress. Les données montrent que pendant le sommeil et les états claustrophobes, les personnes et les animaux génèrent ce qu'on appelle des " soupirs physiologiques " des doubles inspirations suivies d'expirations. Les enfants le font aussi quand ils sanglotent. Un soupir physiologique, deux ou trois fois, est le moyen le plus rapide que nous connaissions pour ramener le niveau d'excitation autonome au niveau de base.

Ce schéma respiratoire réduit le stress

Nos poumons sont constitués de tonnes de minuscules petites alvéoles d'air, des millions de sacs d'air. Lorsque nous sommes stressés, ces petits sacs s'effondrent. Ils se dégonflent comme un ballon. Les soupirs physiologiques font regonfler ces sacs. Le dioxyde de carbone est le déclencheur de la respiration : nous ne respirons pas parce que nous avons besoin d'oxygène, nous respirons parce que les niveaux de dioxyde de carbone deviennent trop élevés. Les soupirs physiologiques déchargent le maximum de dioxyde de carbone.

Le lien entre la respiration et le stress

Le Dr Huberman a déclaré qu'au moment de la publication de cet article, 125 participants portaient au poignet des moniteurs mesurant la respiration, la durée du sommeil, la variabilité de la fréquence cardiaque, et la fréquence cardiaque. Les participants

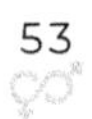

ont été divisés en quatre groupes de différentes modalités de respiration : méditation pendant cinq minutes par jour ; soupirs physiologiques répétés ; respiration carrée (durées égales d'inspiration, de rétention, d'expiration, de rétention, répétées pendant cinq minutes) ; et hyperventilation délibérée répétée quelques fois. Ils voulaient voir quels modes respiratoires réduisaient le plus rapidement la réponse au stress. Les résultats, dit le Dr Huberman, ne sont pas encore disponibles.

Le lien entre la respiration et le cerveau

Cette relation est ancrée à travers le diaphragme, le seul organe du corps conçu pour le mouvement volontaire. Vous pouvez immédiatement prendre le contrôle du diaphragme. Ainsi, la respiration représente un pont entre le contrôle conscient et inconscient du corps.

Lorsque vous inspirez, le diaphragme descend et le cœur grossit un peu car il a plus d'espace. Le sang circule un peu plus lentement dans le cœur dans cette condition. Ainsi, le cœur le signale alors au cerveau, et le cerveau dit : " Oh, nous ferions mieux d'accélérer le cœur. " Donc, si vous voulez augmenter votre fréquence cardiaque, vous inspirez plus que vous n'expirez. L'inverse est également vrai. Chaque fois que vous expirez, vous ralentissez le rythme cardiaque.

Avec la vision et la respiration, nous examinons des processus physiologiques qui sont automatiques mais que nous pouvons contrôler

Si je te stresse, tu vas transpirer. Mais vous ne diriez pas : " Je vais me faire transpirer, et donc je serai stressé ". Vous ne pouvez pas contrôler directement votre fréquence cardiaque. Vous ne pouvez pas contrôler vos surrénales avec votre esprit. Mais vous pouvez contrôler votre diaphragme, ce qui signifie que vous contrôlez votre respiration, ce qui signifie que vous contrôlez votre rythme cardiaque, ce qui signifie que vous contrôlez votre vigilance. Vous pouvez contrôler votre vision, qui contrôle ainsi votre niveau de vigilance, votre niveau de stress et votre niveau de calme. La vision et la respiration sont essentielles en tant que leviers ou points d'entrée de l'éveil autonome car elles sont disponibles à tout moment pour un contrôle conscient.

16 Respiration et climatisation

La climatisation peut être une bénédiction pendant les mois chauds d'été. Mais cela affecte votre corps d'une manière à laquelle vous ne vous attendez peut-être pas.

Les personnes qui travaillent dans des bâtiments climatisés ont plus de problèmes respiratoires (voies nasales irritées, difficultés respiratoires) que les personnes qui travaillent dans des bâtiments à ventilation naturelle.

Si vous travaillez dans un bâtiment climatisé avec une mauvaise ventilation, cela peut augmenter votre risque de " syndrome des bâtiments malsains ". Les symptômes comprennent des maux de tête, une toux sèche, des étourdissements et des nausées, des problèmes de concentration, de la fatigue et une sensibilité aux odeurs.

Le manque d'humidité dans les espaces climatisés peut assécher vos yeux. Cela peut les irriter et les démanger et peut même rendre votre vision floue.

Les climatiseurs aspirent l'humidité d'une pièce pour faire baisser l'humidité et la refroidir. Ceci, malheureusement, peut extraire l'eau de votre peau et vous assécher.

La climatisation peut rapidement devenir un hôte pour les allergènes microbiens.

17. Pourquoi la respiration est si importante

"Qué extraordinaria colaboración hay entre los seres humanos y el reino vegetal. Somos simbiontes perfectos : oxígeno, el producto de desecho de la respiración de las plantas, mantienen la vida para los humanos, y nuestros Quelle collaboration extraordinaire il y a entre les êtres humains et le règne végétal. Nous sommes des symbiotes parfaits : l'oxygène, le déchet de la respiration des plantes, assure la vie des humains, et nos déchets respiratoires, le dioxyde de carbone, assurent la vie des plantes "

Alberto Villoldo (Développez un nouveau corps)

La première question posée en urgence : Est-ce qu'il respire ? C'est aussi la première question posée quand un bébé vient au monde et la dernière quand quelqu'un est sur le point de mourir. Pourquoi la respiration est-elle si importante ? Que se passe-t-il lorsque nous arrêtons de respirer ? Ces questions ont été posées par les anciens yogis. Ce sont des questions évidentes, mais le mécanisme de l'acte de respirer n'est pas simple, et un professeur de yoga doit le connaître.

Pour contracter nos muscles et garder notre cerveau actif et en bonne forme, nous avons besoin d'énergie. Les plantes obtiennent leur énergie directement de la lumière du soleil et la transforment en glucides (sucres). Nous ne pouvons pas faire cela, mais nous utilisons l'énergie stockée dans les glucides et la combinons avec de l'oxygène. Par conséquent, nous devons accumuler du sucre et de l'oxygène, et pour cela nous utilisons de l'énergie pour obtenir le sucre et l'oxygène dont notre corps a besoin pour produire plus d'énergie.

Nous obtenons des glucides provenant de plantes et d'animaux qui ont mangé des plantes vertes et de l'oxygène de l'air. Les plantes libèrent l'oxygène dans l'air en tant que déchet de la photosynthèse ; nous utilisons cet oxygène pour alimenter nos réactions métaboliques en libérant du dioxyde de carbone comme déchet, et les plantes utilisent ce gaz comme source de carbone pour les glucides.

Pour obtenir de l'énergie, nous devons libérer de l'énergie à partir de liaisons chimiques et de molécules, comme le sucre. Les aliments que nous consommons (glucides et protéines) sont digérés dans notre tractus intestinal et transformés en molécules (sucres et acides aminés) suffisamment petites pour pénétrer dans notre circulation sanguine. Le sang transporte le sucre vers les cellules où les mitochondries (la centrale électrique des cellules) décomposent les liaisons chimiques afin qu'elles puissent libérer l'énergie qu'elles contiennent. Les cellules ont besoin d'oxygène pour ce faire, et comme chaque cellule de notre corps a besoin d'énergie, chacune a besoin d'oxygène.

L'énergie libérée est stockée dans des composés chimiques appelés " Adénosine Triphosphate " (ATP), qui contient trois types de phosphates. Lorsque nous avons besoin d'énergie, l'ATP se décompose en " Adénosine Diphosphate " (ADP), qui ne contient que deux groupes de phosphates.

Pour obtenir de l'énergie, nos poumons fournissent l'oxygène de l'air extérieur aux cellules via le sang et le système cardiovasculaire. Lorsque nous inspirons, l'oxygène pénètre dans les poumons et se disperse dans le sang. Il va au cœur et de là est pompé vers les cellules. Dans le même temps, le dioxyde de carbone, produit de la décomposition du sucre dans les cellules du corps, se disperse d'abord dans le sang, puis dans les poumons et est finalement expulsé dans l'air extérieur par l'expiration. Un gaz (oxygène) est échangé contre un autre (dioxyde de carbone). Cet échange de gaz se produit dans les poumons (respiration externe) et dans les cellules (respiration interne).

Les échanges gazeux chez l'homme

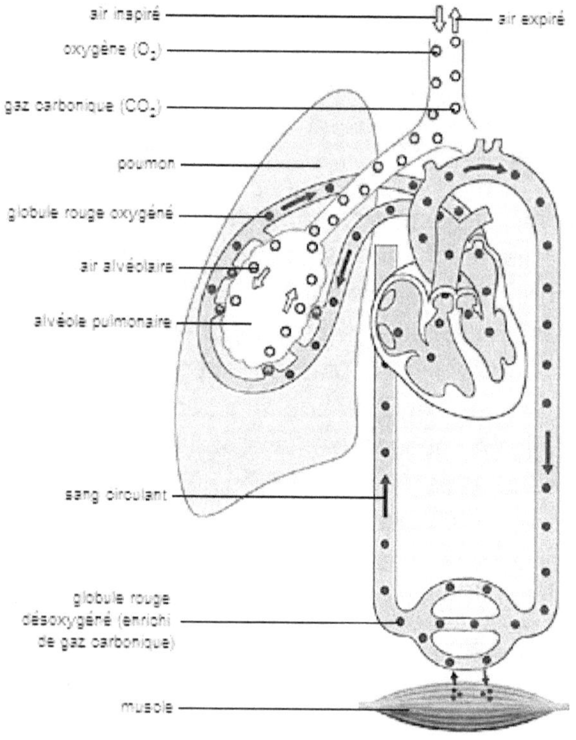

Les poumons sont comme de petits ballons : ils ne se gonflent pas tout seuls ; ils ne se gonflent que lorsque vous les remplissez d'air. Nous pouvons insuffler de l'air dans les poumons et les gonfler

- comme la technique utilisée pour réanimer quelqu'un. Dans la vraie vie, nous devons inspirer et expirer par nous-mêmes.

Dans la cavité thoracique (poitrine), nous avons deux poumons (gauche et droit). Autour des poumons nous avons les côtes pour protéger les poumons mais aussi pour ancrer les muscles intercostaux. Sous les poumons, nous avons un muscle large en forme de dôme, le diaphragme. Ces muscles sont reliés aux poumons par la membrane pariétale et viscérale (également appelée plèvre pariétale et viscérale).

La membrane pariétale est reliée aux muscles et la membrane viscérale est reliée aux poumons. Entre ces deux membranes, le liquide pleural les unit comme s'il s'agissait de deux feuilles de verre humides.

Parce que la membrane viscérale recouvre et fait partie des poumons, et en même temps est reliée par le liquide pleural à la membrane pariétale, lorsque les muscles du thorax bougent, les muscles respiratoires bougent avec eux.

Lorsque les muscles intercostaux se contractent, ils s'éloignent de la cavité thoracique. Lorsque le diaphragme se contracte, il se déplace vers l'abdomen. Ce mouvement fait que les poumons se dilatent et se remplissent d'air, comme un ballon (inhalation). Au contraire, lorsque les muscles se détendent, la cavité thoracique devient petite, le volume des poumons diminue et l'air est expulsé (expiration).

II
Deuxième Partie

18. Introduction

Au fur et à mesure que vous lirez cette deuxième partie, vous la trouverez beaucoup plus intéressante, plus précise, plus pratique. Vous y trouverez, comme moi-même, beaucoup d'informations qui m'ont laissé bouche bée ! Des informations incroyables sur les différentes fonctions du nez, et l'importance de la respiration par le nez par rapport à la respiration par la bouche, et un gaz mystérieux produit par notre corps appelé " l'oxyde nitrique ou monoxyde d'azote ". Ici, vous trouverez également de nombreuses choses intéressantes sur l'importance du dioxyde de carbone et sur l'intérêt de respirer moins. Moins est plus ! Vous trouverez probablement très intéressant le chapitre sur la respiration intermittente. La deuxième partie part des connaissances que nous avons acquises quand nous étions jeunes comme celles concernant notre appareil respiratoire qui comprend un muscle que nous utilisons normalement insuffisamment, le diaphragme.

Et, plus important encore, il existe des informations détaillées sur un test appelé SCORE BOLT. S'il vous plaît faites-le! Cela changera littéralement votre vie si vous parvenez à augmenter le nombre que vous obtenez. Le BOLT SCORE est probablement l'un des principaux points à retenir de ce livre !

Vous trouverez aussi, des informations très utiles sur le sexe et la respiration, sur notre système nerveux autonome, le nerf vague et le système nerveux entérique, et pour terminer cette deuxième partie, je veux partager avec vous trois petits secrets pour prolonger votre vie en bonne santé.

Bonne lecture!

19. Neurones, espions de la respiration

(Ceci est une contribution pour ce livre de Camila Ferreira Vorkapic, chercheuse à Universidade Tiradentes, Aracaju, Brésil, Département de médecine)

Des scientifiques de l'Université de Stanford ont identifié un petit groupe de neurones, chargés de communiquer ce qui se passe dans le centre lié au contrôle de la respiration dans le cerveau, avec les structures cérébrales produisant l'excitation. Il existe un petit faisceau de neurones qui relient la respiration à la relaxation, à l'attention, à l'excitation et à l'anxiété.

Essayez de respirer pendant quelques minutes lentement et doucement. Ressentez-vous une sensation agréable qui vous apaise ? Maintenant, respirez vite et fort. La tension monte. Pourquoi ? Jusqu'à présent, la science n'avait que des suppositions, mais dans une nouvelle étude, des chercheurs de l'Université de Stanford ont identifié une poignée de cellules dans le bulbe rachidien (tronc cérébral) qui relie la respiration aux humeurs.

Parfois, les médecins recommandent à leurs patients souffrant de problèmes de stress de faire des exercices de respiration. La pratique du pranayama transforme un état d'excitation en un état plus méditatif, un élément clé de presque tous les types de yoga.

Ce petit faisceau de neurones qui relie la respiration à la relaxation, l'attention, l'excitation et l'anxiété est profondément enfoui dans la moelle allongée. Il a été découvert par le Dr Jack Feldman, neurobiologiste à l'Université UCLA.

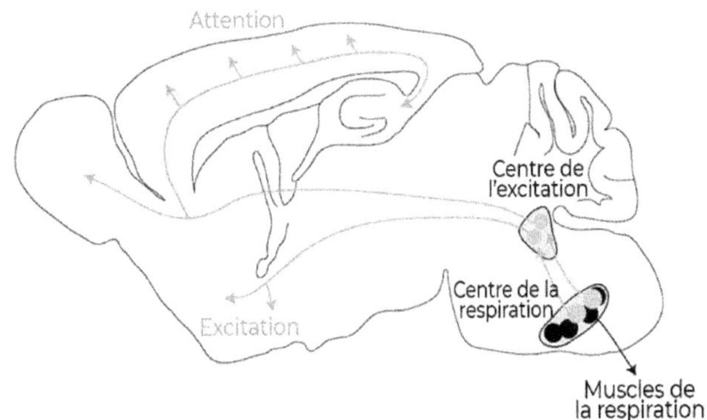

Ces neurones qui ont un rôle d'apaisement, en quelque sorte, ont un travail plus dur que le cœur. Le cœur a un battement continu unidirectionnel : lentement ou rapidement, mais il existe plusieurs types de respiration : régulière, excitée, soupirant, bâillant, dormant, riant, pleurant, etc. La question qui se pose est : " Y a-t-il dans le centre de contrôle de la respiration des sous-types cérébraux de neurones capables de générer autant de types de respiration différents ?

Les chercheurs pensent désormais que le travail de ces neurones, plus que de réguler les différents types de respiration, sont des espions. Ils espionnent la respiration et envoient les informations qu'ils en obtiennent à une autre structure du bulbe rachidien. Cette structure s'appelle " locus coeruleus " un noyau qui produit de la noradrénaline et envoie des signaux à tout le cerveau afin que nous puissions nous réveiller de notre sommeil et rester en état d'alerte, et, comme cela arrive parfois, génère des états d'anxiété et d'angoisse.

On sait aujourd'hui que le locus coeruleus a un comportement rythmique. Sa cadence coïncide avec la cadence de la respiration. Si quelque chose altère et accélère votre respiration, il est important que vous en preniez conscience immédiatement. Ces

175 neurones qui racontent au reste du cerveau tout ce qui se passe, sont indispensables.

Une meilleure compréhension des fonctions de ce centre nous conduira certainement à de meilleures thérapies anti-stress et aidera à mieux faire face à la dépression et autres émotions négatives.

20. La respiration module l'activité cérébrale et les fonctions mentales

De nouvelles recherches montrent que le rythme de la respiration a un impact direct sur l'activité neuronale dans un réseau de zones cérébrales impliquées dans l'odorat, la mémoire et les émotions.

Le rythme de la respiration coordonne l'activité électrique à travers un réseau de régions cérébrales associées à l'odorat, à la mémoire et aux émotions, et peut améliorer leur fonctionnement, selon une nouvelle étude menée par des chercheurs de la Northwestern University, en Afrique du Sud. Les résultats, publiés dans le Journal of Neuroscience, suggèrent que la respiration ne se contente pas de fournir de l'oxygène au cerveau et au corps, mais peut également organiser l'activité de populations de cellules dans plusieurs régions du cerveau pour aider à orchestrer des comportements complexes.

Il y a près de 75 ans, le physiologiste britannique Edgar Adrian a utilisé des électrodes pour enregistrer l'activité cérébrale chez les hérissons et a découvert que les ondes cérébrales du système olfactif étaient étroitement liées à la respiration, leur taille et leur fréquence étant directement liées à la vitesse à laquelle l'air se déplace à travers le nez. Depuis lors, cette même activité a été observée dans le bulbe olfactif et d'autres régions du cerveau de rats, de souris et d'autres petits animaux, mais jusqu'à présent, elle n'a pas été étudiée chez l'homme.

Dans cette nouvelle étude, une équipe de recherche dirigée par Christina Zelano a enregistré l'activité électrique directement à partir de la surface du cerveau chez sept patients évalués pour une intervention chirurgicale visant à traiter l'épilepsie temporale résistante aux médicaments, en se concentrant sur trois régions du cerveau : le cortex piriforme, qui traite les informations olfactives des bulbes olfactifs, l'hippocampe, qui est essentiel à la formation de la mémoire, et l'amygdale, qui joue un rôle important dans le traitement émotionnel. En même temps, ils surveillaient les fréquences respiratoires des patients avec des capteurs de pression ou une ceinture respiratoire abdominale.

Les chercheurs ont découvert que les oscillations lentes des ondes cérébrales dans le cortex piriforme et les ondes cérébrales à haute fréquence dans l'hippocampe et l'amygdale étaient synchronisées avec le rythme de la respiration naturelle et spontanée. Fait important, cependant, les oscillations des ondes cérébrales dans les trois régions étaient plus synchronisées immédiatement après que les patients aient inspiré, mais moins pendant qu'ils expiraient. Et lorsqu'on a demandé aux patients de détourner leur respiration vers leur bouche, les chercheurs ont observé une diminution significative du couplage des ondes cérébrales.

Ainsi, les bouffées d'air qui pénètrent périodiquement dans le nez lors de la respiration naturelle semblent synchroniser l'activité des neurones du cortex piriforme, et cette synchronie se propage ensuite à l'hippocampe et à l'amygdale.

Compte tenu des rôles respectifs bien établis de l'hippocampe et de l'amygdale dans la mémoire et les émotions, les chercheurs ont mené une série de tests comportementaux pour déterminer si la phase de respiration pouvait influencer les processus de pensée. Tout d'abord, ils ont recruté 21 participants en bonne santé et leur ont demandé d'effectuer une tâche de discrimination des émotions. On leur a montré des images de visages exprimant soit la peur soit la surprise, en succession rapide, et on leur a demandé d'identifier l'émotion dans chacune aussi rapidement qu'ils le pouvaient. Un autre groupe de 75 participants en bonne santé a effectué une tâche de mémoire visuelle, dans laquelle ils ont visualisé une série d'images, puis identifié celles qu'ils avaient vues auparavant à partir d'une deuxième série qui leur était présentée 20 minutes plus tard.

Les participants à la tâche de discrimination des émotions ont identifié les visages craintifs, mais pas les visages surpris, et ceci plus rapidement lorsqu'ils les ont vus en inspirant, en relation à l'expiration. Et ceux qui ont effectué la tâche de mémoire étaient bien plus capables de se souvenir des images qui leur avaient été présentées en inspirant que celles qu'ils avaient vues en expirant.

La respiration module donc la reconnaissance émotionnelle et le rappel de la mémoire, les deux processus étant plus précis lors de l'inspiration que lors de l'expiration. Une fois de plus, la voie respiratoire était d'une importance cruciale - les effets ont été observés lorsqu'on a demandé aux participants d'inspirer par le nez, mais leurs performances sur les deux tâches ont nettement diminué lorsqu'ils ont respiré par la bouche.

La respiration est contrôlée inconsciemment par le tronc cérébral et les humains modifient leur schéma respiratoire en réponse à des stimuli émotionnels et à un effort mental, ce qui suggère que nos processus de pensée affectent le rythme de la respiration. Ces nouvelles découvertes suggèrent que la respiration peut également avoir un impact sur notre fonction mentale. Par exemple, respirer rapidement lorsque nous sommes effrayés ou très excités peut optimiser le traitement de l'information dans le cerveau afin que nous puissions penser et agir de manière appropriée et rapide.

" Lorsque vous inspirez, vous stimulez les neurones du cortex olfactif, de l'amygdale et de l'hippocampe " explique Zelano. " Dans un état de panique, votre rythme respiratoire s'accélère et, par conséquent, vous passerez proportionnellement plus de temps à inspirer. Cela pourrait avoir un impact positif sur la fonction cérébrale et entraîner des temps de réponse plus rapides aux stimuli dangereux dans l'environnement ".

Sources : Zelano, C., et al. (2016). La respiration nasale entraîne des oscillations limbiques humaines et module la fonction cognitive. J. Neurosci.

21. La respiration peut affecter les ondes cérébrales

Diverses pratiques yogiques se concentrent sur la respiration. La respiration peut affecter les ondes cérébrales.

C'est la conclusion d'une étude transversale menée au Département de physiologie de l'AIIMS, à Bhopal, en Inde. Chez les pratiquants de yoga expérimentés, les effets de la respiration lente et profonde ont été étudiés et leur activité EEG surveillée. La durée de l'étude était d'environ un an. Les résultats EEG ont été analysés par Dinamika - Advanced Test System, Moscou, Russie. Le pourcentage Delta a diminué et les pourcentages Thêta, Alpha et Beta de l'autre vague ont augmenté de manière significative. Les volontaires sont devenus profondément détendus et plus concentrés sur la respiration lente et profonde.

Les ondes delta et thêta sont observées dans un sommeil profond. Les ondes thêta sont également observées dans un état profondément détendu et concentré. Les ondes alpha sont perçues dans un état détendu et passif. Les ondes bêta sont observées principalement dans un état d'esprit actif. Les ondes gamma apparaissent lorsque l'attention est focalisée sur quelque chose.

L'activité cérébrale est augmentée, comme indiqué, par une augmentation des ondes bêta, la personne est profondément détendue et concentrée. L'activité cérébrale ne diminue pas, comme l'indique la diminution du pourcentage de Delta. Avant la respiration lente et profonde, le pourcentage d'onde Delta était élevé indiquant une conscience somnolente ou détachée. Avec une respiration lente et profonde, le pourcentage d'onde Delta a diminué, ce qui montre que la personne est plus concentrée.

Lorsque la personne médite, l'un des paramètres pris en considération est le schéma respiratoire. Cela détend la personne et la maintient concentrée. Une activité Alpha accrue a été observée dans le Santi Kriya Yoga, la respiration alternée des narines et le Sahaja Yoga. L'augmentation de l'activité bêta a été observée avec le yoga Sudarshan Kriya. L'activité thêta a été augmentée avec le pranayama Bhramari. Dans tous ces Kriyas yogiques, l'accent est mis sur la respiration.

L'augmentation globale de l'activité cérébrale peut être due à une augmentation de la concentration et à une diminution de l'anxiété. La suppression de la transmission glutamatergique cortico-striatale peut être responsable de l'augmentation des ondes Thêta qui affectent la voie indirecte des ganglions de la base. Elle inhibe le mouvement, supprimant les mouvements inconscients indésirables et l'immobilité se manifeste dans la méditation. Il a été démontré que l'entraînement au yoga a des effets bénéfiques sur le profil des cytokines en réduisant les cytokines pro-inflammatoires TNF-alpha et IL-6 et en augmentant les cytokines anti-inflammatoires, l'interleukine IL-10. C'est associée à une réponse au stress réduite et synergise les effets bénéfiques entre les systèmes nerveux et immunitaire.

Sources : Dr Varun Malhotra, professeur associé, département de physiologie, AIIMS, Bhopal, Inde ; Dr SM Hulke Professeur associé, Département de physiologie, AIIMS, Bhopal, Inde ; Dr S Chouhan, Professeur associé, Département de physiologie, AIIMS, Bhopal, Inde.

22. Un moteur à combustion
Le système respiratoire

Le système respiratoire est composé de la bouche, du nez, de la trachée, des poumons et des vaisseaux sanguins pulmonaires.

La respiration est le processus d'échange de gaz (oxygène et dioxyde de carbone) dans les poumons et dans toutes les cellules du corps. Lorsque nous inspirons, nous aspirons de l'oxygène dans les poumons et lorsque nous expirons, nous expulsons le dioxyde de carbone résiduel.

Chez un homme normal, les poumons contiennent entre 4 et 6 litres d'air et chez une femme, environ 4 litres. Les poumons sont les principaux organes du système respiratoire et, avec le système circulatoire, ils remplissent la fonction vitale d'échange de gaz pour distribuer l'oxygène dans tout le corps et éliminer le dioxyde de carbone.

Le mot respiration a deux aspects : interne et externe. Le premier est aussi appelé " respiration cellulaire " ou processus chimique de libération d'énergie après le processus métabolique, et le second est l'échange de gaz.

Le corps humain est composé de millions de cellules. Pour fonctionner, chaque cellule a besoin d'énergie qu'elle extrait de l'alimentation et de l'oxygène (respiration cellulaire).

Lorsque l'oxygène brûle dans les cellules, de l'énergie est libérée et un autre gaz, le dioxyde de carbone, est éliminé. Cela se produit grâce à l'action ventilatoire du système respiratoire, ou Respiration Externe. ALIMENTATION + OXYGÈNE = ÉNERGIE + DIOXYDE DE CARBONE (CO_2). Ainsi, la fonction principale du système respiratoire est l'échange de gaz entre l'environnement et la cellule.

Pour respirer au sens large du terme, nous avons besoin de respirations externe et interne travaillant en synchronicité. L'échange de gaz prend l'oxygène de l'environnement et retourne dans l'environnement du dioxyde de carbone. Cette fonction est assurée par les poumons. Le transport de l'oxygène des poumons vers les tissus et les cellules et du dioxyde de carbone des tissus et des cellules vers les poumons et vers l'environnement complète le cercle. Cette fonction est assurée par le système cardiovasculaire.

Nous pourrions dire que notre organisme est un moteur à combustion interne car il brûle des graisses et des glucides pour obtenir de l'énergie pour effectuer de multiples fonctions. Ce processus consomme de l'O2 et libère du CO_2. L'air atmosphérique fournit l'O2 et les tissus libèrent le CO_2. Comme la combustion a lieu profondément dans les cellules des tissus, il faut un moyen de se connecter à l'atmosphère : la circulation sanguine.

23. Le diaphragme

C'est un ensemble de couches de muscles en forme de dôme qui sépare le thorax (qui abrite le cœur et les poumons) de l'abdomen (qui abrite les intestins, l'estomac, le foie et les reins). Le diaphragme est notre principal muscle respiratoire et, s'il est utilisé correctement, il permet une respiration profonde et efficace. De mauvaises habitudes respiratoires ne tirent pas pleinement parti du diaphragme et encouragent plutôt une sur-respiration inefficace à partir du haut de la poitrine.

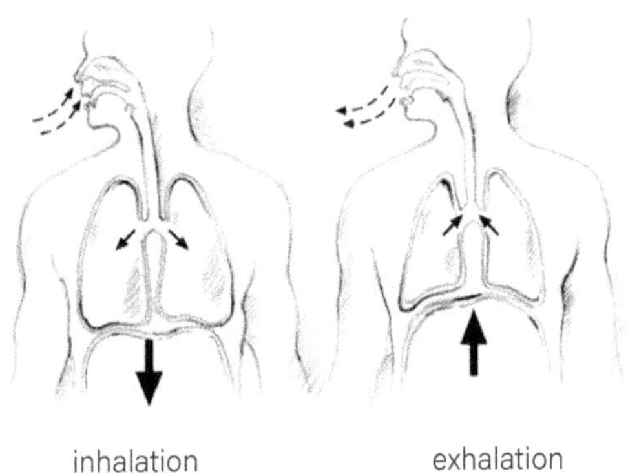

Ce muscle est extrêmement sensible au stress.

Faisons l'expérience suivante : Placez une main sur la partie supérieure de votre abdomen. Détendez tous les muscles de votre corps et ressentez les mouvements du diaphragme sous votre main. Le diaphragme est assez profond, donc les mouvements que vous ressentez sont déduits. Maintenant, avec une action rapide et énergique, fermez l'autre main. Avez-vous senti comment le diaphragme sous votre main est devenu dur et immobile par lui-même ? Toute action soudaine des muscles externes dans n'importe quelle partie de votre corps se répercute immédiatement sur les muscles respiratoires.

Le diaphragme est le muscle principal de la respiration. Il se contracte automatiquement environ 15 à 17 fois par minute durant toute notre vie.

Le diaphragme est le seul organe du corps conçu pour le mouvement volontaire. Vous pouvez immédiatement prendre le contrôle du diaphragme. Ainsi, la respiration représente un pont entre le contrôle conscient et inconscient du corps.

Lorsque vous inspirez, le diaphragme descend et le cœur grossit un peu car il a plus d'espace. Le sang circule un peu plus lentement dans le cœur dans cette condition. Ainsi, le cœur signale alors au cerveau, et le cerveau dit : " Oh, nous ferions mieux d'accélérer le cœur. " Donc, si vous voulez augmenter votre fréquence cardiaque, vous inspirez plus que vous n'expirez. L'inverse est également vrai. Chaque fois que vous expirez, vous ralentissez le rythme cardiaque.

La respiration diaphragmatique est un excellent exercice pour tous les organes du corps. Avec les mouvements du diaphragme, des organes comme l'estomac, le foie, l'intestin, le cœur et le pancréas sont massés, améliorant ainsi leur fonction. La respiration profonde renforce et tonifie également les muscles abdominaux. La respiration diaphragmatique est une partie essentielle du yoga.

La respiration abdominale (utilisant entièrement le diaphragme) aide au drainage lymphatique. Le système lymphatique est le système d'égouts du corps, drainant les déchets et l'excès de liquide. Comme le système lymphatique n'a pas de cœur pour pomper les déchets dans tout le corps, il dépend des mouvements des muscles, y compris du diaphragme. Pendant la respiration abdominale, la lymphe est aspirée dans la circulation sanguine, neutralisant et détruisant les cellules mortes, réduisant la rétention d'eau et améliorant la détoxification du corps.

Spasmes du diaphragme

Lorsque le souffle est retenu après une expiration, l'apport d'oxygène est stoppé tandis que le dioxyde de carbone s'accumule dans le sang. Pendant cette pause. L'oxygène ne peut pas entrer dans les poumons et le dioxyde de carbone ne peut pas quitter la circulation sanguine. Le centre respiratoire, remarquant le changement des gaz sanguins, communique avec le diaphragme pour reprendre la respiration et le diaphragme se contracte vers le bas pour tenter de permettre au corps de respirer. Cependant, la respiration ne peut pas reprendre tant que la respiration est retenue, et le cerveau commence à envoyer des messages de plus en plus fréquents au diaphragme, provoquant une intensification de ses spasmes. Vous pouvez en faire l'expérience simplement en retenant votre souffle jusqu'à ce que vous ressentiez un fort besoin de respirer. Au début, vous ressentirez un spasme isolé du diaphragme, mais cela sera bientôt suivi d'un spasme plus intense et plus rapide lorsque le corps tentera de reprendre sa respiration.

24. Notre incroyable nez

" Quand l'esprit est agité, le sommeil est gêné ; quand le sommeil est gêné, notre esprit s'agite ; lorsque l'esprit est stressé, cela affecte notre respiration ; lorsque notre respiration est rapide et peu profonde, nous sommes stressés ; lorsque la respiration est rapide et peu profonde, cela affecte notre sommeil "

Patrick McKeown

Nous ne l'utilisons pas seulement pour respirer, mais aussi pour sentir. C'est le lien le plus intime avec notre environnement.

Le nez humain est responsable de 30 fonctions dans le corps humain. Le nez est le premier point de défense de notre corps contre l'air entrant, mais l'une des principales fonctions du nez est d'engager le diaphragme, qui en plus d'être le principal muscle de la respiration, est également lié aux émotions.

Lorsque vous respirez par la bouche, vous vous mettez dans une réaction de combat ou de fuite et vous aurez un esprit agité. La respiration nasale est associée à une respiration plus lente et plus profonde, et il est fort probable que vous utilisiez davantage votre diaphragme. Par conséquent, l'apport d'oxygène dans le sang augmente et l'apport d'oxygène aux cellules augmente également. Vous serez plus détendu et plus efficace dans votre vie quotidienne. Les émotions, le sommeil et la respiration sont tous liés. Si vous avez eu une journée très stressante, vous constaterez que lorsque vous vous couchez le soir, vous pouvez avoir du mal à dormir. Quand l'esprit est agité, le sommeil est gêné ; quand le sommeil est gêné, notre esprit s'agite ; lorsque l'esprit est stressé, cela affecte notre respiration ; lorsque notre respiration est rapide et peu profonde, nous sommes stressés ; lorsque la respiration est rapide et peu profonde, cela affecte notre sommeil.

Lorsque vous faites des exercices physiques, vous devez toujours respirer par le nez. Au début, ce sera difficile, surtout si les exercices sont exigeants, mais au bout de quelques mois, vous vous habituerez à respirer uniquement par le nez. Vos performances augmenteront et le nombre de respirations par minute diminuera par rapport au nombre de respirations par minute effectuées par la bouche. La ventilation diminuera considérablement ! Je ne sais pas si vous avez vu aux Jeux olympiques de Tokyo en 2020 le plus grand marathonien au monde, le Kényan Eliud Kipchoge, le seul homme à avoir couru des marathons complets en moins de deux heures. Pour moi, il a l'air de courir la bouche fermée, donc de respirer par le nez. Il ne halète pas, au contraire, il est aussi détendu que s'il se promenait le dimanche. Je vous recommande de le regarder courir sur YouTube.

Le nez est crucial car il purifie l'air, le réchauffe et l'humidifie pour une absorption plus facile. La plupart d'entre nous le savons. Mais ce que tant de gens ne considèrent jamais, c'est le rôle inattendu du nez dans des problèmes comme la dysfonction érectile, ou comment il peut déclencher une cavalcade d'hormones et de produits chimiques qui abaissent la tension artérielle, facilitent la digestion, ou même comment il réagit aux étapes du cycle menstruel chez la femme, comment il régule notre rythme cardiaque, ouvre les vaisseaux de nos orteils et stocke des souvenirs. La densité de vos poils nasaux aide même à déterminer si vous souffrirez d'asthme.

Peu d'entre nous ne considèrent jamais comment les narines de chaque personne vivante pulsent à leur propre rythme, s'ouvrant et se fermant comme une fleur en réponse à nos humeurs, nos états mentaux et peut-être même au soleil et à la lune.

Il y a treize siècles, un ancien texte tantrique, le Shiva Svarodaya, décrivait comment, tout au long de la journée, une narine s'ouvre pour inspirer tandis que l'autre se ferme doucement. Les scientifiques savent depuis moins d'un siècle que chaque narine bat à son propre rythme, qu'elles s'ouvrent et se ferment comme des fleurs tout au long de la journée et de la nuit.

Le phénomène, appelé cycles nasaux, a été décrit pour la première fois en 1985 par un médecin allemand du nom de Richard Kayser. Il a remarqué que le tissu tapissant une narine de ses patients semblait se congestionner et se fermer rapidement tandis que l'autre s'ouvrait mystérieusement. L'alternance semblait être influencée par les pulsions sexuelles.

Il s'est avéré que l'intérieur du nez est recouvert de tissu érectile, identique à celui qui recouvre le pénis, le clitoris et les mamelons. Les narines ont des érections. En quelques secondes, elles aussi peuvent se gorger de sang et devenir grosses et raides. Cela se produit parce que le nez est plus intimement lié aux organes génitaux que tout autre organe ; quand l'un est excité, l'autre répond. La simple pensée du sexe chez certaines personnes provoque de tels épisodes d'érections nasales qu'elles auront du mal à respirer et commenceront à éternuer de manière incontrôlable, une condition gênante appelée " rhinite de la lune de miel ". Quand la stimulation sexuelle s'affaiblit, un tissu érectile devient flasque, le nez aussi.

Après la découverte de Kayser, des décennies se sont écoulées et personne n'avait donné une bonne raison pour laquelle le nez humain est tapissé de tissu érectile, ou pourquoi les narines ont un cycle. Il y a eu de nombreuses théories : certains pensaient que ce changement provoque le corps à se retourner d'un côté à l'autre pendant le sommeil pour éviter les escarres (respirer est plus facile par la narine opposée à l'oreiller). D'autres pensaient que le cycle aidait à protéger le nez des infections respiratoires et des allergies, tandis que d'autres affirmaient qu'un flux d'air alternatif nous permettait de sentir les odeurs plus efficacement.

Ce que les chercheurs ont finalement réussi à confirmer, c'est que le tissu érectile nasal reflétait l'état de santé. Il deviendrait enflammé pendant la maladie ou d'autres états de déséquilibre. Si le nez s'infecte, le cycle nasal devient plus prononcé et alterne rapidement. Les cavités nasales droite et gauche fonctionnent également comme un système CVC (chauffage, ventilation et climatisation) contrôlant la température et la pression artérielle et alimentant les produits chimiques du cerveau pour modifier nos humeurs, nos émotions et l'apnée du sommeil.

Lorsque vous inspirez principalement par la narine droite, la circulation s'accélère, votre corps devient plus chaud et les niveaux de cortisol, la pression artérielle et la fréquence cardiaque augmentent. Cela se produit parce que respirer par le côté droit du nez active le système nerveux sympathique, le mécanisme " combat ou fuite " qui place le corps dans un état de vigilance et de préparation plus élevé. Respirer par la narine droite alimente également plus de sang vers l'hémisphère opposé du cerveau, en particulier vers le cortex préfrontal, qui a été associé à la décision logique, au langage et au calcul.

Inhaler par la narine gauche a l'effet inverse : cela fonctionne comme une sorte de système de freinage de l'accélérateur de la narine droite. La narine gauche est plus profondément connectée au système nerveux parasympathique, le côté repos et détente qui abaisse la tension artérielle, refroidit le corps et réduit l'anxiété. La respiration par la narine gauche déplace le flux sanguin vers le côté opposé du cortex préfrontal, vers la zone qui influence les pensées créatives et joue un rôle dans la formation des abstractions mentales.

Notre corps fonctionne plus efficacement dans un état d'équilibre, oscillant entre l'action et la relaxation, la rêverie et la pensée raisonnée. Cet équilibre est influencé par le cycle nasal et peut même être contrôlé par lui.

Il existe une pratique de yoga dédiée à la manipulation des fonctions du corps par la respiration alternée des narines. Elle s'appelle " Nadi Shodhana Pranayama " en sanskrit. Nous verrons cette technique en détail dans le livre 10.

Les avantages de la respiration nasale pour la santé sont indéniables. L'un des nombreux avantages est que les sinus libèrent une énorme quantité d'oxyde nitrique, une molécule qui joue un rôle essentiel dans l'augmentation de la circulation et l'apport d'oxygène aux cellules. La fonction immunitaire, le poids, la circulation, l'humeur et la fonction sexuelle peuvent tous être fortement influencés par la quantité d'oxyde nitrique dans le corps. (Le sildénafil, un médicament populaire contre la dysfonction érectile, connu sous le nom commercial de Viagra, agit en libérant de l'oxyde nitrique dans la circulation sanguine, ce qui ouvre les capillaires dans les organes génitaux et ailleurs.)

La respiration nasale à elle seule peut multiplier par six l'oxyde nitrique, ce qui est l'une des raisons pour lesquelles nous pouvons absorber environ 18 % d'oxygène en plus qu'en respirant par la bouche. Le nez a été conçu pour respirer et sentir. L'odorat est un puissant gardien. Il nous permet de sentir les parfums mais aussi de détecter les émanations toxiques. Mais le rôle principal du nez est d'absorber le Prana de l'air.

Comme tout le reste, lorsque le nez n'est pas utilisé comme il se doit, ses fonctions s'atrophient.

Nez congestionné

Si vous avez le nez congestionné, inspirez normalement, expirez normalement, pincez votre nez et bougez votre tête d'avant en arrière plusieurs fois aussi longtemps que vous le pouvez pour générer une forte soif d'air. Faites cela environ 6 fois, puis respirez normalement ensuite et votre nez sera beaucoup plus décongestionné. Si votre nez est toujours congestionné, cela signifie que votre score BOLT est inférieur à 25 secondes (expliqué ci-dessous).

Si vous souffrez régulièrement de congestion nasale, vous devriez bientôt trouver beaucoup plus facile de respirer par le nez en faisant cet exercice. Vous n'aurez plus besoin de décongestionnants nasaux, d'antihistaminiques ou de stéroïdes nasaux. En retenant votre respiration, vous augmentez fortement la concentration d'oxyde nitrique dans votre cavité nasale, ce qui entraîne une dilatation des voies nasales et une respiration nasale douce et facile à nouveau.

25. Sexe et respiration

Certaines des informations de ce chapitre ont été obtenues de Pattabhi Jois, " Yoga Mala ". Ce livre a été publié pour la première fois en Inde en 1962, puis apporté aux États-Unis par Eddie Stern, étudiant de Jois pendant douze ans et directeur du Patanjali Yoga Shala à New York. Mala signifie " guirlande " en sanskrit, et Yoga Mala - une " guirlande de pratique du yoga " - est le condensé de Jois de l'Ashtanga. Il décrit d'abord les principes éthiques et la philosophie qui sous-tendent la discipline et explique ses termes et concepts importants.

Dans son livre, Pattabhi Jois ne ménage pas ses mots pour parler de la respiration et du sexe, l'un des sujets les plus longs du livre. Pour lui, l'état de Brahmacharya ne peut être obtenu en simplement retenant les fluides séminaux. Seule l'union avec l'Être Suprême, Brahma, est Brahmacharya. Il traduit le Sutra 38 comme suit : " Une fois établi en Brahmacharya, alors seulement l'énergie vitale peut être obtenue ". Il est pour le moins curieux qu'un homme interrogé pour avoir harcelé sexuellement ses étudiantes étrangères, donne des explications aussi détaillées sur la bonne manière d'avoir des rapports sexuels.

Il fonde sa théorie sur le fait qu'un père de famille peut atteindre l'état de Brahmacharya et de Mukti, la libération spirituelle, malgré la perte occasionnelle de sperme, bien sûr en suivant les règles mentionnées dans les écritures sacrées. Selon ces écritures, si un homme a des rapports sexuels avec sa femme pendant la journée, son pouvoir vital s'affaiblira à tel point que s'il persiste dans cette pratique dangereuse, il peut trouver la mort dans un temps relativement court. Par conséquent, les écritures dans leur sagesse recommandent au père de famille d'avoir des rapports sexuels avec sa femme uniquement pendant la nuit dans le seul but de procréer.

Seulement dans ce cas, le père de famille peut être considéré comme Brahmachari. Cependant, la question n'est pas si simple, car il doit considérer ce qui est jour et ce qui est nuit. Et comme si cela ne suffisait pas, il devait également considérer le bon moment pour la copulation. Normalement, le jour est la période entre le lever et le coucher du soleil, et la nuit, la période entre le coucher et le lever du soleil. Pour les yogis, cependant, la façon de différencier le jour de la nuit est différente.

Le yogi doit d'abord être parfaitement conscient de sa respiration : par la narine gauche ou droite ? S'il respire par la narine droite, il activera Surya Nadi, le Nadi solaire, mais s'il respire par la narine gauche, il activera Chandra Nadi, la lune Nadi. Par Surya Nadi passe l'énergie solaire, chaude et active ; à travers Chandra Nadi passe l'énergie de la lune, l'énergie froide et passive. Notre énergie spirituelle passe par Sushumna Nadi, l'énergie qui court le long de la colonne vertébrale, mais reste enfermée jusqu'à ce que Surya et Chandra Nadi soient équilibrés. Une chose que nous pouvons tous faire grâce à la pratique du yoga.

Pendant la journée, c'est-à-dire entre le lever et le coucher du soleil, Surya et Chandra Nadi doivent être ignorés. Cependant, ils doivent être considérés pendant la nuit. Si, par exemple, nous avons l'impression de respirer principalement par la narine droite (Surya), nous devons considérer que nous sommes de jour, donc pas de rapport sexuel. Mais, si au contraire pendant la nuit nous sentons que nous respirons principalement par la narine gauche (Chandra), alors c'est un moment favorable et propice pour copuler. (Dans le cas où Chandra Nadi est activé pendant la journée, il doit être ignoré et ne pas être pris comme une invitation à copuler).

C'est ainsi que, selon Pattabhi Jois, le yogi différencie le jour de la nuit en matière sexuelle. Aussi, selon lui, le yogi doit prendre en considération le cycle menstruel de sa femme. L'intervalle entre le quatrième et le seizième jour du cycle menstruel est considéré comme le meilleur moment pour avoir des rapports sexuels, selon les Saintes Écritures. Au-delà du seizième jour, ce n'est plus bon. La vitalité de l'homme serait gaspillée et aucun fruit ne serait produit. Les rapports sexuels à la nouvelle et à la pleine lune (c'est-à-dire lorsque le soleil entre dans une nouvelle constellation) sont aussi interdits.

D'autres textes indiens ne semblent pas tout à fait d'accord avec Pattabhi Jois et sont très précis sur les techniques de respiration lors des rapports sexuels. Ils recommandent que l'homme se couche sur son côté gauche et la femme sur son côté droit. En quelques minutes, l'homme respirera principalement par la narine droite et la femme par la gauche, une condition qui favorise l'union sexuelle pendant l'heure suivante, voire plus.

Il existe plusieurs façons de réguler le débit d'air, mais c'est la plus simple à retenir et nous l'avons tous expérimenté lorsque nous avons eu la grippe. Pouvoir contrôler le flux d'air dans les narines est essentiel pour transformer une expérience physique en une expérience spirituelle.

Une respiration rapide, irrégulière et superficielle est liée à la colère et à la luxure. Pendant l'acte sexuel, il est recommandé de respirer lentement, en retenant le souffle sur les poumons semi-vides. Dans le sexe tantrique, le couple garde l'esprit libre et détaché, complètement à l'opposé du sexe conventionnel occidental, où la plupart du temps existe un certain degré de possession et de dépendance.

Dans le sexe tantrique, ce qui compte, c'est la transcendance, pas la gratification. Il nous emmène dans des états de méditation profonde où la nature divine du couple se révèle. Chez la femme, le pôle positif réside dans la tête et le pôle négatif dans le sexe ; chez l'homme, c'est le contraire : le pôle positif est dans le sexe et le négatif dans la tête. Chez la femme, selon le Tantra, il existe un courant énergétique qui part de l'ovaire droit et se termine dans la narine gauche, et c'est l'inverse lorsqu'il part de l'ovaire gauche ; chez l'homme, le courant énergétique commence dans le testicule gauche et se termine dans la narine droite, et inversement lorsqu'il a pour origine le testicule droit.

La polarité positive de l'homme et la polarité négative de la femme créent une énergie intense qui est canalisée vers les centres supérieurs du cerveau, produisant un état de conscience altéré.

Le plus important est d'éviter l'éjaculation, car elle déprime le système nerveux de l'homme et gaspille une précieuse énergie vitale. Ceci est possible en contrôlant consciemment la respiration. Elle doit être retenue lorsque l'éjaculation est imminente, en même temps Kechari Mudra doit être engagé, c'est-à-dire enrouler la langue vers l'arrière et appuyer sur le palais mou.

Un texte ancien, le Goraksha Samhita déclare : " Si le souffle est en mouvement, le sperme sera également en mouvement ; quand le souffle est arrêté, le sperme aussi sera arrêté "

Source : " Yoga Mala : le traité séminal et le guide du maître vivant de l'Ashtanga Yoga "

26. Le prodigieux oxyde nitrique
La molécule miracle

Ce n'est que depuis quelques décennies que les gens ont commencé à prêter attention à l'oxyde nitrique (aussi appelé monoxyde d'azote). Nommée molécule de l'année en 1992, elle était auparavant un aspect sous-estimé de la santé humaine. Des années plus tard, en 1998, le Dr Louis Ignarro a reçu le prix Nobel de médecine pour sa découverte que l'oxyde nitrique est une molécule clé du système cardiovasculaire qui aide à maintenir les vaisseaux sanguins en bonne santé et régule la pression artérielle, ce qui a un impact sur la santé et la longévité. Le Dr Ignarro appelle l'oxyde nitrique " La molécule miracle ". Ses recherches révolutionnaires sur l'oxyde nitrique ont ouvert la voie, entre autres innovations, au Viagra. L'oxyde nitrique est actuellement utilisé partout par les hôpitaux et les universités comme traitement possible du COVID-19.

Il est étonnant qu'un gaz puisse nous aider à nous protéger des maladies, y compris le cancer, à favoriser une vie plus longue et même à améliorer nos performances sexuelles.

Étrangement, malgré les attributs de l'oxyde nitrique qui changent la vie, peu de personnes en dehors du domaine de la médecine sont conscientes de ce gaz et de ses énormes avantages pour la santé. En ce qui concerne les exercices de respiration nasale et d'apnée, l'oxyde nitrique joue un rôle important. Ce gaz est produit à l'intérieur de la cavité nasale et de la paroi des milliers de kilomètres de vaisseaux sanguins dans tout le corps.

L'oxyde nitrique (NO) est un dilatateur de vaisseau. Cela signifie qu'il élargit les artères en abaissant la tension artérielle. Il améliore le flux sanguin vers les différents organes en raison de la dilatation des artères. De plus, il maintient la muqueuse des artères en bonne santé, empêchant les caillots sanguins et les dépôts de plaques de cholestérol dans celles-ci. Si vous continuez à fabriquer de l'oxyde nitrique dans les cellules endothéliales, votre système vasculaire restera en bonne santé.

L'oxyde nitrique, en plus d'avoir un rôle important dans la vasorégulation (l'ouverture et la fermeture des vaisseaux sanguins), joue également un rôle clé dans l'homéostasie (la manière dont le corps maintient un état d'équilibre physiologique stable pour rester en vie), la défense immunitaire et la respiration. Il aide à prévenir l'hypertension artérielle, à réduire le cholestérol, à garder les artères jeunes et flexibles et à prévenir l'obstruction des artères par la plaque et les caillots. Tous ces avantages réduisent votre risque de crise cardiaque et d'accident vasculaire cérébral.

En plus d'améliorer votre vie sexuelle, ce gaz unique agit également comme un mécanisme de défense contre les micro-organismes grâce à son activité antivirale et anti-microbienne, réduisant potentiellement le risque de maladie et améliorant la santé globale. Les femmes profitent du NO car ce gaz joue un rôle similaire dans les organes génitaux féminins, aidant à augmenter la libido.

Le NO est un gaz qui ne dure que quelques secondes. Il est très instable. Pour cette raison, il était très difficile de le découvrir dans le corps humain. Nos cellules endothéliales qui tapissent les artères produisent cette molécule protégeant notre système cardiovasculaire de l'hypertension artérielle, des accidents vasculaires cérébraux et des crises cardiaques.

Dans la nature, le NO n'est pas toxique, mais lorsqu'il se mélange à l'oxygène (O_2) il le devient et est appelé " pluie acide " lorsqu'il retombe. Si vous survolez une ville polluée comme Pékin, vous verrez un tapis de nuages bruns. C'est du NO_2, très toxique, et comme le NO est associé au NO_2, personne ne pensait que notre corps pouvait produire du NO dans un but utile, jusqu'à la découverte du Dr Ignarro.

Comment le corps crée-t-il de l'oxyde nitrique ?

Lorsque nous mangeons des protéines, elles sont digérées en acides aminés, et chacun des 20 acides aminés ont des fonctions différentes, mais il existe un acide aminé appelé L-Arginine que notre corps utilise pour produire du NO.

Quels sont les problèmes associés au fait de ne pas avoir des niveaux adéquats d'oxyde nitrique dans le corps ?

Le premier problème est l'hypertension artérielle. Le corps produit du NO pour maintenir la tension artérielle à des niveaux normaux et pour éviter les caillots et les crises cardiaques. Un autre facteur important est que des niveaux inadéquats de NO produisent l'impuissance (dysfonction érectile) chez les hommes et chez les femmes. Le clitoris ne recevra pas assez de sang et les femmes ne connaîtront pas d'excitation sexuelle, ou très peu. Une capacité limitée à produire du NO est également associée au diabète.

Quel est l'impact de l'oxyde nitrique sur le cerveau ?

Le cerveau dépend fortement de NO pour de nombreuses fonctions. Les plus connues sont le rappel de la mémoire, le maintien de la circulation sanguine et de l'apport d'oxygène et de nutriments vitaux. Le cerveau utilise plus de NO que le reste du corps.

Quels sont les premiers indicateurs que vous souffrez peut-être de niveaux insuffisants d'oxyde nitrique ?

L'un des premiers signes de fabrication de quantités insuffisantes de NO est la dysfonction érectile. Plus tard, des conditions plus graves comme un accident vasculaire cérébral et une crise cardiaque peuvent apparaître.

En vieillissant, un signe de diminution de NO dans votre système est le diabète de type 2. 95% des hommes souffrant de cette maladie souffrent de dysfonction érectile.

Comment le Viagra a-t-il été découvert ?

Au début des années 90, le neurotransmetteur responsable de l'excitation sexuelle et de l'érection du pénis n'était pas connu. Bien sûr, sans cette information, il était impossible de traiter la dysfonction érectile. Des herbes et d'autres choses ont toujours été utilisées, y compris des implants chirurgicaux, mais rien n'a fonctionné correctement, jusqu'à la découverte du NO par le Dr Ignarro. L'urologue a découvert que le neurotransmetteur responsable de la dysfonction érectile était précisément le NO et il n'était pas surprenant que les hommes souffrant de cette condition produisaient peu de NO. Pfizer Pharmaceuticals s'en est rendu compte et en six ans a développé le Viagra qui agit en augmentant la production de NO dans le tissu érectile du pénis. Mais, si vous n'avez pas de NO, le Viagra ne peut pas fonctionner ; si vous en avez un peu, le Viagra peut booster son action et si vous avez des taux normaux de NO, le Viagra fera des miracles pour vous !

À l'heure actuelle, des dizaines de millions de femmes dans le monde prennent des pilules de Viagra, qui sont totalement sûres et sans effets secondaires, pour être excitées sexuellement, bien que les femmes doivent prendre des doses doubles, en comparaison aux hommes, pour que le Viagra fonctionne correctement.

La dysfonction érectile est clairement un signe d'avertissement, comme un canari dans une mine de charbon, vous avertissant de vous faire examiner. Adopter une alimentation saine et équilibrée, pratiquer une activité physique et cesser d'avoir un mode de vie sédentaire vous évitera de développer un diabète de type 2 et des troubles de l'érection.

Quel est l'impact du sel et du sucre sur la production d'oxyde nitrique ?

Une forte consommation de sucre sous forme d'aliments transformés et de boissons sucrées a un effet oxydant qui détruit la plupart des cellules endothéliales responsables de la fabrication du NO. La même chose se produit avec une consommation excessive de sel entraînant une énorme diminution de la production de NO.

L'oxyde nitrique comme traitement pour COVID-19

Certains bébés naissent bleus parce qu'ils ne peuvent pas respirer et meurent. Maintenant, les médecins confrontés à cette situation leur font inhaler du NO et en quelques secondes, ils deviennent roses et vivent. Dans cinq essais cliniques aux États-Unis, le NO s'est avéré très efficace contre des cas graves de Covid-19. Ce virus produit une inflammation massive des poumons et une thrombose (coagulation du sang), ainsi les cellules endothéliales perdent leur capacité à produire du NO. L'un des effets de ce gaz est de tuer les virus. Probablement bientôt nous aurons des nouvelles de cette nouvelle utilisation de NO pour lutter contre le Coronavirus.

Les personnes qui ont des problèmes sous-jacents de diabète de type 2, une mauvaise alimentation ou mode de vie, seront plus à risque de développer les conséquences les plus graves de l'infection virale.

Pourquoi vous ne devriez pas utiliser de bain de bouche

Lorsque nous mangeons du miel, de la betterave, de la grenade, des noix, des graines et des légumes à feuilles sombres tels que les épinards, le chou frisé, la roquette qui contiennent des nitrates, ils augmentent la production de NO dans le corps. Dans la bouche, nous avons une enzyme qui convertit le nitrate en nitrite (NO_3 en NO_2) et lorsque vous avalez du NO_2 dans votre estomac, il est absorbé dans le sang sous forme de NO et est réparti dans tout le corps. C'est une autre façon de produire du NO. Maintenant, si vous utilisez un rince-bouche, vous tuerez les enzymes qui fabriquent le NO_2. Oui, le rince-bouche tue les bactéries qui causent la mauvaise haleine, et il y a sûrement des gens qui en ont désespérément besoin. En améliorant la qualité de votre microbiote intestinal, vous pouvez éliminer la mauvaise haleine.

Exercice physique et production d'oxyde nitrique

Le Dr Ignarro dit que " la science, c'est 10 % de faits et 90 % de bon sens ". Il souligne que lorsque vous faites de l'exercice physique, quel que soit le type d'exercice, le sang circule dans les artères, créant une force sur les cellules endothéliales comme de l'eau passant à pleine pression dans un tuyau. Cette force stimule les enzymes qui produisent du NO qui à son tour enrichit le sang qui transporte l'oxygène et les nutriments vers les muscles en éliminant l'acide lactique. C'est une bonne raison pour laquelle il est bon de faire de l'exercice.

Pourquoi la respiration par le nez est-elle si importante pour la santé globale ?

Respirer par le nez permet l'accumulation de NO. Lorsque vous respirez par la bouche, il n'y a pas de NO qui entre dans les poumons. Seules les cellules de la muqueuse nasale peuvent produire du NO.

Voici 3 raisons pour lesquelles il faut respirer par le nez :

1. Le NO possède un agent relaxant pour les muscles lisses de la trachée et des bronches. Lorsqu'ils sont détendus, ils s'élargissent et plus d'air pénètre dans les poumons.

2. Le NO atteint la circulation pulmonaire. Cela signifie que toutes les petites artères et capillaires pulmonaires se dilatent pour augmenter le flux sanguin vers les poumons, ce qui permet

d'obtenir plus d'oxygène dans les poumons. En d'autres termes, vous pouvez obtenir une bien meilleure extraction de l'oxygène des poumons vers le sang qui, à son tour, transportera cet oxygène vers le reste du corps.

3. Le NO est antimicrobien. Il tue divers types de bactéries et de virus, y compris le Coronavirus. Le NO empêche les microbes de se multiplier. Respirer par le nez nous protège de la grippe et de toutes sortes d'infections provenant de l'air pollué qui nous entoure. Respirer par la bouche, en plus de ne pas produire de NO, peut favoriser les infections en commençant par les dents et la cavité buccale.

Il est essentiel d'inspirer et d'expirer par le nez. Les yogis le savent depuis des millénaires. La science a maintenant prouvé que les techniques de respiration du Pranayama sont très efficaces pour accumuler du NO dans nos corps.

Il existe de nombreuses recherches menées par la science moderne sur les effets de la pratique du yoga sur les personnes, en particulier chez les personnes âgées. La pratique comprend la respiration, les postures, les pratiques internes (Shatkarmas), la méditation et la relaxation.

Les niveaux de testostérone et d'œstrogène augmentent considérablement. Je le savais, et connaissais aussi la grande vitalité des anciens gourous du yoga. Cependant, les avantages de l'oxyde nitrique sont nouveaux pour moi, et je crois que c'est une puissante source d'énergie derrière l'incroyable vigueur sexuelle et le comportement sexuel des gourous du yoga dans leurs 60, 70 et 80 ans.

Dans le monde du yoga, les scandales où des gourous très connus et respectés ont été impliqués sont célèbres. Je connais de première main l'histoire de quelques-uns puisque j'ai étudié avec eux pendant longtemps, et je peux vous dire que ce que les gens disent de ces gourous est vrai. J'ai pris des cours pour apprendre les techniques, mais je suis resté à l'écart de ce que je pensais ne pas être mon affaire. Je ne suis pas un saint, mais je n'ai jamais abusé de mes élèves. Je pense que le sexe est une bonne chose, mais il doit être un consentement mutuel. C'est une rue à double sens. En effet, comme vous le lirez dans ce livre, le sexe fait partie des Elixirs de Vie et du Vieillissement dans la grâce.

J'ai l'impression de m'emballer sur ce sujet. Une fois que j'ai commencé, il est difficile de m'arrêter. Même si vous n'êtes pas un fan de yoga, il y a de fortes chances que vous sachiez ce qu'est un chien tête en bas, ou que vous ayez entendu parler des " salutations au soleil " ou peut-être que vous possédez une paire de leggings inspirés du yoga. Le yoga, l'ancienne pratique spirituelle indienne est bien ancrée dans la société occidentale moderne, par conséquent, je pense que vous devriez en savoir un peu plus sur certains des abus sexuels les plus importants commis par de célèbres gourous du yoga.

Il ne fait aucun doute que l'abus sexuel par les gourous du yoga est l'exploitation de la position de confiance occupée par un maître de n'importe quelle branche du yoga pour le plaisir sexuel personnel. Des allégations de tels abus ont été portées contre des gourous tels que Bikram Choudhury (probablement le principal coupable, regardez le spécial Netflix 2019 !), Amrit Desai et K. Pattabhi Jois. Il y a eu des condamnations pénales et des poursuites pour dommages civils. Ils sont en tête de liste, mais les exemples sont innombrables.

The Indian Express, répertoriant des allégations d'abus sexuels contre plusieurs gourous (Bikram Choudhury, créateur du Bikram Yoga ; Kausthub Desikachar, petit-fils du " père du yoga moderne " Krishnamacharya ; et Swami Satchidananda). Plusieurs autres gourous avaient été accusés de la même manière mais relâchés " sans sanction appropriée ". D'autres sources ont répertorié ces mêmes gourous et en ont nommé d'autres, dont Satya Sai Baba ; Amrit Desai, créateur de Kripalu Yoga ; Muktananda, fondateur du Siddha Yoga ; Swami Shyam, un gourou de la méditation védique ; Swami Akhandananda dans l'un des ashrams de Swami Satyananda. Swami Shankarananda aurait eu des " relations sexuelles tantriques " avec 40 de ses élèves. Même Harbhajan Singh Khalsa (Yogi Bhajan) a été accusé à titre posthume d'inconduite sexuelle. L'organisation Sivananda Yoga a enquêté sur les allégations d'abus et de viol portées contre son ancien chef Vishnudevananda. En Occident, de nombreux gourous occidentaux ont également été accusés. L'un d'eux est John Friend, créateur du yoga Anusara. Il était immensément populaire dans les années 1980, mais en 2012, il est tombé en disgrâce.

Fait intéressant, personne n'a jamais accusé B.K.S. Iyengar d'inconduite sexuelle. J'ai étudié avec lui pendant de nombreuses années et je le connaissais très bien, ainsi que sa famille, et je peux dire qu'il était un homme chaste, un vrai Brahmachari. Après la mort de sa femme, il n'avait d'yeux pour aucune femme.

La mondialisation du yoga moderne a radicalement changé la nature et le rôle du gourou. Il est possible que le désir de l'élève d'être proche du gourou et de " sacraliser " le contact corporel avec le gourou, ainsi que les relations autoritaires entre le gourou et les élèves, facilitent les abus sexuels. En Inde comme en Occident, la grande richesse de certains gourous célèbres a attiré les soupçons.

Tout comme l'industrie du divertissement et du cinéma, de plus en plus d'allégations ont été révélées ces dernières années, alors que le mouvement #MeToo continue d'inciter les victimes à se manifester. Certains gourous indiens et occidentaux utilisent leur charisme et leur pouvoir sur leurs disciples féminines pour se livrer à une inconduite sexuelle armée d'une vigueur sexuelle inhabituelle pour leur âge.

Le Dr Ignarro pense que l'un des aspects positifs de la pandémie est que la science sera davantage soutenue car elle est basée sur des faits et cela a été démontré par les vaccins. Ce n'est pas une question d'opinion. Il dit également que depuis que nous avons commencé à porter des masques faciaux, nous n'avons pas senti la mauvaise haleine des gens ou leur parfum ennuyeux et qu'il y a eu beaucoup moins de cas d'influenza et de grippe que toute autre année.

Je recommande de regarder les vidéos YouTube du Dr Louis Ignarro. Malgré son immense savoir, il est humble, et comme vous le verrez, une personne très sympathique !

Le fredonnement augmente considérablement l'oxyde nitrique nasal

Les sinus paranasaux sont les principaux producteurs d'oxyde nitrique. Le flux d'air oscillant produit par le fredonnement améliore la ventilation des sinus et augmente ainsi le niveau de NO nasal. Les sujets qui ont participé à une étude contrôlée ont été mesurés avec une technique de chimiluminescence pendant des expirations fredonnantes et silencieuses à un débit fixe. Le NO a augmenté de 15 fois pendant le fredonnement par rapport à une expiration silencieuse. Dans un modèle à deux compartiments, du nez et des sinus, le flux d'air oscillant a provoqué une augmentation spectaculaire des échanges gazeux entre les cavités. L'obstruction de l'ostium du sinus est un événement central dans la pathogenèse de la sinusite. Les mesures de NO nasal pendant le fredonnement peuvent être un test non invasif utile du niveau de production de NO des sinus et de la perméabilité ostiale.

En conclusion, le fredonnement entraîne une forte augmentation de l'oxyde nitrique nasal, qui est causée par un échange gazeux rapide dans les sinus paranasaux. Le fredonnement, en expirant, aide à augmenter l'oxyde nitrique dans le corps, ce qui aide à construire et à réparer le système nerveux, dilate les vaisseaux sanguins et permet de fournir plus d'oxygène dans tout le corps. De nombreux patients trouvent également le fredonnement assez relaxant.

Un fort fredonnement pendant une heure par jour peut mettre fin à la rhinosinusite chronique en quatre jours : étude de cas et hypothèse d'action par stimulation de la production nasale endogène de monoxyde d'azote

La rhinosinusite est une inflammation ou une infection du nez et des poches d'air (sinus) au-dessus, en dessous et entre les yeux qui se connectent à l'arrière du nez par de minuscules ouvertures. La rhinosinusite peut être causée par des bactéries, des virus, des champignons (moisissures) et éventuellement par des allergies. La rhinosinusite chronique est une maladie immunitaire. L'oxyde nitrique gazeux (NO) est naturellement libéré dans les voies respiratoires humaines. Une grande partie du NO trouvé dans l'air expiré provient des voies respiratoires nasales, bien qu'une production importante de NO ait égalêment lieu dans les sinus paranasaux. Une bonne ventilation est essentielle pour le maintien de l'intégrité des sinus, et le blocage de l'ostium est un événement central dans la pathogenèse de la sinusite. Les concentrations de NO dans les sinus sains sont élevées. Le NO nasal est connu pour être multiplié par 15 à 20 fois par le fredonnement par rapport à une expiration silencieuse. Le NO est connu pour être largement antifongique, antiviral et antibactérien. Cette étude de cas montre un sujet fredonnant fortement dans un ton grave (environ 130 Hz) pendant 1h (18 bourdonnements par minute) au coucher la première nuit, et fredonnant 60 à 120 fois 4 fois par jour pendant les 4 jours suivants, en traitement d'une rhinosinusite chronique sévère. La technique de fredonnement était celle qui augmentait au maximum les vibrations intranasales, mais moins que ce qui était nécessaire pour produire des étourdissements. Le matin après la première séance de fredonnement d'une heure, le sujet s'est réveillé avec le nez dégagé et pouvait respirer facilement par le nez pour la première fois depuis plus d'un mois. Au cours des 4 jours suivants, les symptômes de la rhinosinusite chronique ont légèrement réapparu, mais avec beaucoup moins d'intensité chaque jour. En fredonnant 60 à 120 fois quatre fois par jour (avec une séance au coucher), les symptômes de la rhinosinusite chronique ont été essentiellement éliminés en 4 jours. Par coïncidence, les arythmies cardiaques (AC) du sujet ont été considérablement réduites.

Sources : Bibliothèque nationale de médecine ; Journal respiratoire européen ; L'express indien.

27. Puntaje Bolt

Score BOLT signifie Body Oxygen Level Test (Test du Niveau d'Oxygène Corporel), c'est un moyen facile de comprendre si votre respiration naturelle est efficace ou non et cela prend moins d'une minute :

Inspirez normalement par le nez et expirez également par le nez plusieurs fois. Maintenant, arrêtez de respirer après une expiration normale, pincez les deux narines et fermez-les avec le pouce et l'index. Chronométrez le nombre de secondes jusqu'à ce que vous ressentiez le premier désir clair d'inspirer, normalement sous la forme d'un spasme du diaphragme ou par le besoin d'avaler, ou encore parce que votre abdomen ou votre gorge peuvent se contracter légèrement. Lorsque vous ressentez quelque chose comme ça, arrêtez le chronomètre. Ne forcez pas ! Votre prochaine inspiration devrait être facile. Si votre respiration est agitée, vous devriez réessayer plusieurs fois après quelques minutes.

Le test implique une apnée après une expiration normale. Ce n'est pas une apnée traditionnelle où l'on bloque sa respiration après une inspiration profonde. L'apnée traditionnelle peut être utilisée pour mesurer votre capacité pulmonaire en oxygène qui dépend de votre âge, de votre sexe et de votre souplesse pulmonaire. Une apnée après une expiration permet de mesurer votre capacité d'oxygénation cellulaire. Sans oxygène dans vos poumons, le corps n'a d'autre choix que d'utiliser l'oxygène disponible dans les cellules.

BOLT ne vérifie pas combien de temps vous pouvez retenir votre souffle, mais à quelle vitesse votre corps réagit au manque d'air. Il mesure la durée d'une apnée confortable et détermine le volume respiratoire relatif pendant le repos, et l'essoufflement pendant l'exercice.

Le SCORE BOLT diffère des autres tests d'apnée car il représente la durée jusqu'au premier clair désir de respirer. Retenir sa respiration jusqu'à ce que vous ressentiez le premier désir naturel de respirer fournit des informations utiles sur la rapidité avec laquelle la première sensation d'essoufflement se produit et constitue un outil très utile pour évaluer l'essoufflement. D'autres tests d'apnée ont tendance à se concentrer sur la durée maximale pendant laquelle vous pouvez retenir votre souffle. Cette mesure n'est pas trop fiable car elle peut être influencée par la volonté.

Il est préférable de faire ce test dès le matin, idéalement assis avec le dos droit sur votre lit car c'est lorsque vous êtes détendu (pas de stress) et que vous respirez normalement. Votre respiration pendant votre sommeil reflète le mieux votre schéma respiratoire naturel. Un score de 20 secondes est moyen, et cela signifie que votre souffle peut être un peu lourd mais régulier. Un score de 40 est particulièrement bon. Mais si vous obtenez moins de 20, c'est un signe que vous avez un rythme respiratoire médiocre, probablement une respiration du haut de la poitrine sans pauses naturelles entre les respirations et peut-être que vous respirez trop par la bouche pendant la journée ou pendant que vous dormez. Lorsque votre score est de 30 secondes, la respiration est calme, douce, douce, sans effort et silencieuse et la pause naturelle entre les respirations s'allonge.

L'objectif du SCORE BOLT est de l'augmenter à 40 secondes pour une performance athlétique optimale. Lorsque vous avez un score de 40 ou plus, votre respiration est douce, calme et sans effort. En fait, il est difficile de voir les mouvements respiratoires.

-Si votre SCORE BOLT est de 5 secondes, votre capacité à marcher est sérieusement entravée. Monter un escalier sera difficile.

-Si votre SCORE BOLT est de 10 secondes, vous pourrez marcher lentement.

Voici comment fonctionne le SCORE BOLT :

Lorsque vous retenez votre respiration, vous empêchez l'oxygène de pénétrer dans vos poumons et l'excès de dioxyde de carbone d'être expulsé dans l'atmosphère. Au fur et à mesure que l'apnée se poursuit, le dioxyde de carbone s'accumule dans les poumons et le sang tandis que les niveaux d'oxygène diminuent légèrement. Étant donné que le dioxyde de carbone est le principal stimulus de la respiration, la durée de votre temps d'apnée est influencée par la quantité de dioxyde de carbone que vous pouvez tolérer.

Lorsque votre SCORE BOLT est plus bas, vos récepteurs respiratoires sont particulièrement sensibles au dioxyde de carbone et votre volume respiratoire sera plus important car les poumons travaillent pour éliminer tout excès de dioxyde de carbone. Cependant, lorsque vous avez une tolérance normale au dioxyde de carbone et un SCORE BOLT plus élevé, vous serez en mesure de maintenir une respiration calme pendant le repos et une respiration plus légère pendant l'exercice physique.

Le test SCORE BOLT a été développé par un brillant médecin russe du nom de Konstantin Pavlovich Buteyko, né en 1923 près de Kiev dans l'actuelle Ukraine. Alors qu'il étudiait au Premier Institut de médecine de Moscou, il remarqua que les patients en mauvaise santé semblaient tous beaucoup trop respirer. Plus ils respiraient, plus ils se sentaient mal, surtout ceux qui souffraient d'hypertension. Et si la respiration excessive n'était pas le résultat de l'hypertension et des maux de tête mais la cause ? Buteyko a erré. Les maladies cardiaques, les ulcères et l'inflammation chronique sont tous liés à des perturbations de la circulation, du pH sanguin et du métabolisme. La façon dont nous respirons affecte toutes ces fonctions. Respirer seulement 20 %, voire 10 % de plus que les besoins du corps, pourrait surcharger nos systèmes.

Buteyko, qui a mené des recherches révolutionnaires pour déterminer la respiration optimale des cosmonautes pendant la course spatiale soviétique, a d'abord montré aux patients asthmatiques comment respirer et en quelques minutes, ils se sentaient beaucoup mieux. Le point que Buteyko voulait faire valoir était que prolonger les expirations a un énorme avantage, car à mesure que vous vous habituez à des niveaux plus élevés de dioxyde de carbone (CO_2), vous respirerez naturellement et inconsciemment moins pendant les heures de repos et lorsque vous devez faire des efforts physiques. En prolongeant l'expiration, vous libérerez plus d'oxygène, augmenterez votre endurance et soutiendrez mieux toutes les fonctions du corps.

Comme Bohr et Henderson, Buteyko était fasciné par le dioxyde de carbone. Il croyait que l'augmentation de ce gaz en respirant moins pouvait non seulement nous garder en forme et en bonne santé, mais aussi nous guérir. Les patients souffrant d'asthme, d'hypertension et d'autres affections respiraient constamment trop. Ils inhalaient et expiraient souvent par la bouche, accumulant 15 litres ou plus d'air par minute. Les relevés qu'il a effectués ont montré que ces patients avaient beaucoup d'oxygène dans le sang, mais beaucoup moins de dioxyde de carbone, environ 4 %. Les fréquences cardiaques au repos atteignaient jusqu'à 90 battements par minute.

Les personnes les plus saines qu'il avait l'habitude de comparer (les athlètes) respiraient beaucoup moins. Ils inspiraient et expiraient environ 12 fois par minute, absorbant un total de cinq à six litres d'air par minute. Leurs pouls au repos variaient d'environ 50 à 58, et ils avaient environ 50 % de dioxyde de carbone en plus dans leur haleine expirée.

Buteyko a développé un protocole basé sur les habitudes respiratoires des personnes les plus saines qu'il a appelé l'élimination volontaire de la respiration profonde. Les techniques qu'il utilisait étaient nombreuses et variées, mais le but de chacune était d'entraîner les patients à toujours respirer au plus près de leurs besoins métaboliques, ce qui signifiait toujours prendre moins d'air. Le nombre de respirations que nous prenions par minute était moins important pour lui que si nous ne respirions pas plus de six litres par minute au repos.

En quelques séances de pratique des techniques développées par Buteyko, les patients ont signalé des picotements et de la chaleur dans les mains et les orteils. Leur rythme cardiaque ralentissait et se stabilisait. L'hypertension et les migraines qui avaient affaibli tant de patients commençaient à disparaître. Ceux qui étaient déjà en bonne santé se sentaient encore mieux. Les athlètes ont revendiqué de gros gains de performance.

Le SCORE BOLT détermine votre sensibilité au dioxyde de carbone. Une fois que vous connaissez votre score, GPBALANCE vous apprendra à améliorer votre sommeil, votre concentration et votre niveau d'énergie, à devenir plus calme, à réduire l'essoufflement pendant l'effort physique et à augmenter votre VO_2 max.

Ainsi, le SCORE BOLT est fondé sur les découvertes du Dr Buteyko. Pour améliorer le score BOLT, vous pouvez simplement commencer à respirer par le nez et pratiquer GPBALANCE et Néo-Tummo, une des techniques de la méthode.

- Si votre SCORE BOLT est de 20 secondes, vous pourrez marcher rapidement ou faire du jogging léger.

- Si votre SCORE BOLT est de 30 secondes, vous pourrez faire du jogging à un rythme moyen à rapide.

- Si votre SCORE BOLT est de 40 secondes, vous pourrez courir rapidement.

Plus le SCORE BOLT est bas, plus le volume respiratoire est important et plus le volume respiratoire est important, plus vous ressentirez d'essoufflement pendant l'exercice.

Votre corps tout entier est composé de cellules, en d'autres termes, vous êtes la somme de vos cellules. Le score BOLT vous indique votre véritable oxygénation. Si votre apnée est longue, disons environ 40 secondes, votre oxygénation est plus importante, et votre respiration est correcte et vous avez probablement beaucoup d'énergie, une bonne digestion, un corps mince mais surtout, pas de stress ni d'anxiété. En revanche, si votre apnée est courte, disons inférieure à 20, votre oxygénation cellulaire est faible et vous ne respirez pas correctement et avez probablement une foule de problèmes de santé comme la fatigue, des problèmes de digestion et le stress.

Pour améliorer votre SCORE BOLT, la première chose à faire est de respirer par le nez jour et nuit. Arrêtez de soupirer et évitez de prendre de grandes respirations lorsque vous bâillez ou parlez. Les personnes dont le SCORE BOLT est faible sont souvent fatiguées et bâillent fréquemment tout au long de la journée. Les personnes qui parlent pour gagner leur vie doivent être conscientes que leur respiration ne doit pas être entendue pendant qu'elles parlent.

N'oubliez pas d'observer votre respiration tout au long de la journée. Une bonne respiration pendant le repos ne doit pas être entendue.

28. Rétention de la respiration

" Retenir sa respiration après une inhalation entraîne un temps d'apnée plus long car le dioxyde de carbone est dilué dans un plus grand volume d'air, ce qui signifie que les récepteurs du cerveau au dioxyde de carbone ne sont pas activés aussi rapidement "

Patrick McKeowon

Pendant des centaines de milliers d'années, l'apnée a été largement pratiquée par nos ancêtres dans le but de chercher de la nourriture en plongeant dans des environnements aquatiques. À ce jour, les plongeuses de perles japonaises, principalement des femmes, connues sous le nom d' " ama " perpétuent la tradition de la plongée en apnée, une pratique qui aurait plus de 2 000 ans.

Généralement, la plupart des humains retiennent leur respiration après une inhalation pendant quelques minutes au maximum.

L'érythropoïétine, souvent connue sous le nom d'EPO, est une hormone sécrétée par les reins en réponse à la réduction des niveaux d'oxygène dans le sang. L'une des fonctions de l'EPO est de stimuler la maturation des globules rouges dans la moelle osseuse, augmentant ainsi l'apport d'oxygène aux muscles. L'apnée est un moyen efficace de stimuler la libération d'EPO, vous permettant d'alimenter votre sang avec des niveaux accrus d'oxygène, améliorant ainsi vos performances sportives. La concentration d'EPO peut augmenter jusqu'à 24 % lorsque le corps est soumis à des niveaux d'oxygène inférieurs à l'aide d'exercices d'apnée.

Comme nous l'avons vu dans le chapitre sur le SCORE BOLT, retenir la respiration dans GPBALANCE est de la plus haute importance.

Lorsque vous retenez votre souffle, vous empêchez l'oxygène d'entrer dans vos poumons et l'excès de dioxyde de carbone d'être expulsé. Pendant une apnée maximale, la pression partielle d'oxygène diminue dans le sang, ce qui amène le corps à conserver tout l'oxygène disponible pour le cœur et le cerveau en resserrant les vaisseaux sanguins qui alimentent les organes non essentiels. Vos bras et vos jambes peuvent avoir froid et picoter lorsque les vaisseaux sanguins se referment et que le corps en détourne le sang. Un autre effet est la bradycardie, qui est le ralentissement du cœur, provoquant une constriction des vaisseaux sanguins périphériques, une augmentation de la tension artérielle et une contraction de la rate.

La réponse automatique à une baisse de l'apport d'oxygène est ce qui permet aux bébés et aux jeunes enfants de retenir instinctivement leur respiration lorsqu'ils sont sous l'eau.

Pendant l'apnée, la pression partielle artérielle d'oxygène diminue par rapport à son niveau normal (100 mmHg), tandis que le dioxyde de carbone augmente au-dessus de son niveau normal (40 mmHg). Le point auquel un individu doit relâcher son souffle est lorsque l'oxygène diminue à 62 mmHg et que le dioxyde de carbone augmente à 54 mmHg. Bien qu'il soit extrêmement difficile pour un adulte de retenir sa respiration jusqu'au point de s'évanouir, il a été estimé que la conscience est perdue lorsque l'oxygène descend en dessous de 27 mmHg et que le dioxyde de carbone augmente entre 90 et 120 mmHg. Le corps utilise des mécanismes de sécurité intégrés pour s'assurer que nous ne privons pas le cerveau d'oxygène trop longtemps, car cela pourrait entraîner des lésions cérébrales.

Les rétentions de respiration recommandées dans ce livre sont sans danger, cependant, les personnes souffrant d'hypertension artérielle, de maladies cardiaques, de diabète de type 1, ou ayant un problème de santé grave, ainsi que les femmes enceintes ne devraient pas s'entraîner à retenir leur respiration.

Bien que l'entraînement en apnée augmente la tolérance au dioxyde de carbone, il n'émousse pas la réaction de sécurité du cerveau à la privation d'oxygène. C'est là que les techniques d'apnée délibérée diffèrent considérablement de l'état physiologique de l'apnée du sommeil, où la respiration est retenue involontairement pendant le sommeil, entraînant parfois de graves problèmes de santé.

Ce que j'ai décrit, c'est l'apnée après une expiration. Dans le yoga traditionnel, il existe une technique de Pranayama appelée Murcha, qui se fait après une inhalation et est conçue pour améliorer l'énergie mentale et procurer une subtile sensation d'euphorie. Le nom Murcha vient de la sensation de vertige. Ce Pranayama ne devrait pas être tenté tant que des formes plus simples de Pranayama n'ont pas été maîtrisées. Il ne doit pas être pratiqué par les femmes enceintes ou par les personnes souffrant de troubles mentaux ou cardiaques, en particulier d'hypertension artérielle.

Fondamentalement, cela se fait assis en Sukhasana ou posture de lotus avec Kechari Mudra (enrouler la langue pour l'appuyer sur le palais mou) et Shambhavi Mudra (amener le regard au centre des sourcils). Au sommet de l'inspiration, il faut retenir le souffle et engager Jalandhara Bandha (verrouillage du menton). Si vous ressentez des étourdissements extrêmes, il faut commencer à expirer lentement. Après être revenu dans une position détendue les yeux fermés, vous pouvez apprécier la tranquillité créée par ce Pranayama. En dynamisant les Nadis, cette pratique élève également le niveau de Prana dans le corps. Pour cette raison, Murcha Pranayama est pratiqué avant la méditation.

Lorsqu'un camion passe à côté de nous alors que nous marchons, ou s'il y a une odeur désagréable dans l'air, nous avons inconsciemment tendance à retenir notre souffle pour nous protéger de l'environnement moderne agressif. Retenir sa respiration est une bonne chose !

Avec des exercices d'apnée qui débloquent le nez et combattent la respiration sifflante ou la toux, même les personnes asthmatiques peuvent commencer à profiter de la vie d'une manière totalement différente.

Rétention de la respiration consciente et inconsciente
Apnée du sommeil, anxiété, asthme

" Ne retenez pas votre souffle " dit l'adage. L'apnée du sommeil, une forme d'apnée chronique inconsciente, est terriblement dommageable, causant ou contribuant à l'hypertension, aux troubles neurologiques et aux maladies auto-immunes. Retenir son souffle pendant les heures de veille est également nocif.

L'apnée qui se produit pendant le sommeil ou parfois pendant les heures d'éveil est inconsciente, quelque chose de totalement hors de contrôle. L'apnée pratiquée dans le yoga est totalement consciente et peut être merveilleuse.

Les personnes les plus anxieuses souffrent constamment des pires habitudes respiratoires. Il a également été prouvé que les personnes souffrant de crises d'asthme peuvent être aidées en ralentissant leur respiration pour augmenter leur niveau de dioxyde de carbone. Cela fonctionne aussi pour les attaques de panique. Il existe un appareil appelé capnomètre qui enregistre la quantité de dioxyde de carbone de la respiration tout au long de la journée.

Prenez une gorgée d'air par le nez, expirez normalement. Retenez maintenant votre respiration en vous pinçant le nez. Après quelques instants, vous ressentirez une légère faim pour plus d'air. Au fur et à mesure que cette faim monte, l'esprit va s'emballer, les poumons vont souffrir. Vous deviendrez nerveux, paranoïaque et irritable. Vous allez commencer à paniquer. Tous les sens se concentreront sur cette sensation misérable et suffocante, et votre seul désir sera de respirer à nouveau.

Le besoin lancinant de respirer est activé à partir d'un groupe de neurones appelés chémorécepteurs centraux, situés à la base du tronc cérébral. Lorsque nous respirons trop lentement et que les niveaux de dioxyde de carbone augmentent, les chémorécepteurs centraux surveillent ces changements et envoient des signaux d'alarme au cerveau, indiquant à nos poumons de respirer plus rapidement et plus profondément. Lorsque nous respirons trop rapidement, ces chimiorécepteurs ordonnent au corps de respirer plus lentement pour augmenter les niveaux de dioxyde de carbone. C'est ainsi que notre corps détermine la vitesse et la fréquence de notre respiration, non pas par la quantité d'oxygène, mais par le niveau de dioxyde de carbone.

Peut-être que la meilleure façon d'aider les personnes anxieuses est de leur apprendre à devenir plus flexibles face aux niveaux de dioxyde de carbone, en leur apprenant l'art de retenir leur respiration petit à petit.

Notes :

1. Vous êtes tombé sur la mesure mmHg (millimètres de mercure dans ce chapitre). Normalement, la pression artérielle est mesurée en mmHg et est donnée sous la forme de deux chiffres : la pression systolique - la pression lorsque votre cœur expulse le sang et la pression diastolique - la pression lorsque votre cœur se repose entre les battements.

2. Si vous souffrez d'hypertension artérielle, ou si vous êtes enceinte, ou si vous avez un problème médical grave, ne retenez pas votre respiration.

Utilisation d'un oxymètre de pouls

Cet appareil mesure la charge du sang en oxygène, il est donc très utile pour vérifier comment vous améliorez vos performances en retenant votre souffle. Il peut être très motivant d'assister à la baisse de la saturation en oxygène lorsque vous pratiquez des apnées. De plus, l'appareil peut vous aider à ne pas exagérer les retenues respiratoires en abaissant votre saturation sanguine en dessous de 80 %.

Au début, vous ne remarquerez peut-être pas beaucoup de diminution de votre saturation en oxygène lorsque vous effectuez des apnées. Cependant, avec la pratique et la capacité à tolérer un manque d'air plus important, la baisse de la saturation en oxygène deviendra évidente en quelques jours seulement.

Les effets de l'apnée dépendent de deux facteurs : la saturation en oxygène pendant l'entraînement et la durée de l'exposition à l'oxygène réduit.

Pour tirer le meilleur parti des exercices d'apnée, il est utile de commencer doucement, en retenant la respiration jusqu'à ce que vous ressentiez une faim d'air moyenne lors de la première apnée.

La plupart des techniques de ce livre visent à augmenter votre SCORE BOLT et à améliorer votre tolérance corporelle au CO_2. Bientôt, vous ressentirez des améliorations dans votre bien-être et votre vitalité.

29. Asthme

Le mot asthme vient du grec et signifie " haleter ". L'asthme existe depuis longtemps, mais maintenant il touche plus de personnes que jamais auparavant.

La respiration normale au repos implique des respirations abdominales régulières et silencieuses inspirées et expirées par le nez. Cependant, les personnes souffrant d'asthme affichent une respiration buccale habituelle avec des soupirs réguliers, des reniflements et des mouvements visibles du haut de la poitrine. Lors d'une exacerbation de l'asthme, des symptômes tels que la respiration sifflante et l'essoufflement augmentent avec la fréquence respiratoire, en fonction de la gravité de l'état.

Apprendre les bonnes techniques de respiration de GPBALANCE peut réduire les problèmes d'asthme et les médicaments en moins de 15 jours, simplement en retenant la respiration. Lorsqu'une personne souffre d'asthme, elle a également des problèmes de sommeil et de l'anxiété. Les personnes diagnostiquées asthmatiques ont souvent l'impression de ne pas inspirer suffisamment d'air lorsqu'elles respirent par le nez, ce qui les amène à respirer par la bouche.

L'asthme est une maladie immunitaire qui provoque une constriction et des spasmes des voies respiratoires. Les polluants, la poussière, les infections virales et l'air froid peuvent provoquer de l'asthme. L'asthme peut également être provoqué par une respiration excessive. Une fois qu'une attaque commence, les choses vont de mal en pis. Plus de respiration, mais aussi plus de sensations d'essoufflement s'ensuivent, plus de constriction, plus de panique et plus de stress. De nombreux asthmatiques se sont entraînés à respirer moins et ont signalé une amélioration spectaculaire.

La respiration excessive peut avoir des effets plus profonds sur le corps au-delà de la simple fonction pulmonaire et du resserrement des voies respiratoires. Lorsque nous respirons trop, nous expulsons trop de dioxyde de carbone et notre pH sanguin augmente pour devenir plus alcalin ; lorsque nous respirons plus lentement et que nous retenons plus de dioxyde de carbone, le pH baisse et le sang devient plus acide. Presque toutes les fonctions cellulaires du corps se déroulent à un pH sanguin de 7,4, un juste milieu entre alcalin et acide.

Le pH mesure l'acidité et l'alcalinité, allant de 1 à 14, où 1 est le plus acide et 14 le plus alcalin et 7 neutre.

Selon la prédisposition génétique à l'asthme, la perte de dioxyde de carbone dans le sang peut également entraîner une contraction des muscles lisses des voies respiratoires, entraînant une respiration sifflante et un essoufflement. Cependant, une augmentation du dioxyde de carbone ouvre les voies respiratoires pour permettre un meilleur transfert d'oxygène et il a été démontré qu'elle améliore la respiration des personnes souffrant d'asthme.

Fondamentalement, respirer moins signifie prolonger la durée entre les inspirations et les expirations.

La nature fonctionne par ordre de grandeur. Les mammifères avec les fréquences cardiaques au repos les plus basses vivent le plus longtemps. Et ce n'est pas un hasard si ce sont toujours les mêmes mammifères qui respirent le plus lentement.

Maladies auto-immunes

En termes simples, ces maladies sont le résultat d'un système immunitaire qui se dérègle et commence à attaquer les tissus sains. Les articulations s'enflamment, les muscles et les fibres nerveuses se dégradent, des éruptions cutanées recouvrent la peau. Ces maladies portent plusieurs noms : asthme, polyarthrite rhumatoïde, sclérose en plaques, maladie de Hashimoto, diabète de type I, maladie d'Addison, maladie de Grave, lupus, sclérose en plaques, etc.

Les traitements pharmaceutiques, tels que les immunosuppresseurs, agissent en atténuant les symptômes et en maintenant le patient plus à l'aise, mais ils ne font rien pour remédier au dysfonctionnement central du corps. Les maladies auto-immunes n'ont pas de remède connu, et même les causes sont débattues. Un nombre croissant de recherches a montré que beaucoup sont liés à un dysfonctionnement du système nerveux autonome.

De nombreuses personnes diagnostiquées avec de l'arthrite, du psoriasis ou une dépression ne présentaient plus aucun symptôme après des semaines de pratique d'une respiration audible. Les médecins disent généralement que c'est plus de la pseudoscience que de la science, mais à mon avis, ça marche.

Pour certaines maladies immunitaires, les apnées sont recommandées, pour d'autres, une respiration audible suivie d'une apnée.

30. Respiration intermittente

Le jeûne intermittent est un sujet dont les personnes soucieuses de leur santé parlent beaucoup actuellement. Les gens jeûnent pour limiter l'apport calorique et nettoyer le corps entier. C'est super, sans aucun doute. Bien sûr, il ne faut jamais aller dans les extrêmes, car ils conduisent à des gains à court terme mais peuvent avoir des conséquences à long terme sur votre santé.

Il a été prouvé que le jeûne pendant trois à quatre jours consécutifs oblige le corps humain à passer en mode de recyclage, ce qui élimine les cellules immunitaires plus anciennes et usées. Ensuite, lorsque la nourriture est relancée, elle relance les cellules souches hématopoïétiques (cellules à l'origine des différentes cellules du sang) de votre moelle osseuse pour commencer à régénérer de nouvelles cellules immunitaires, reconstruisant ainsi le système immunitaire.

Le jeûne a été utilisé tout au long de l'histoire humaine à diverses fins, notamment religieuses, sanitaires et spirituelles. Surtout pendant la période des chasseurs-cueilleurs, trouver de la nourriture était un événement imprévisible. En conséquence, notre métabolisme a non seulement évolué pour tolérer la restriction calorique, mais aussi pour fonctionner parfaitement bien dans ces conditions. Que ce soit appelé jeûne, nettoyage ou détoxification, l'idée de la restriction périodique de tous les aliments est une habitude saine. En fait, toutes les grandes religions considèrent le jeûne comme la pierre angulaire d'une vie saine.

La restriction calorique, définie comme une réduction de l'apport calorique de 20 à 40 %, peut augmenter la longévité et réduire le risque de maladies chroniques. Elle active les cellules souches dans les intestins, ce qui aide à régénérer les cellules de l'intestin.

Les possibilités de jeûner sont infinies. Celui dont tout le monde parle ces jours-ci est le jeûne intermittent. Cela signifie se passer de nourriture pendant un certain temps et a très probablement des avantages anti-âge au-delà de la simple restriction calorique. Une forme courante de jeûne intermittent implique un jeûne de seize heures (y compris le temps de sommeil) et une " fenêtre d'alimentation " de huit heures. Certaines personnes pratiquent le jeûne sur deux jours, dans lequel elles mangent peu ou pas de nourriture un jour, et le lendemain, elles mangent sans restriction.

Le jeûne périodique peut être le moyen le plus sûr de stimuler vos propres cellules souches et d'améliorer la capacité de votre corps à s'auto-réparer.

Vous avez sans doute entendu parler du jeûne intermittent mais avez-vous déjà entendu parler de la " respiration intermittente " ? Je ne pense pas. Cette analogie m'est venue à l'esprit, mais il ne fait aucun doute que quelqu'un d'autre l'a également utilisée, probablement dans le monde du yoga.

L'une des choses les plus importantes dans le yoga est d'être conscient de sa propre respiration. Pas de conscience du souffle, pas de yoga. Au fil des années ou j'ai pratiqué le yoga, soit presque toute ma vie, j'ai remarqué qu'en faisant les postures, le corps me demande de retenir ma respiration, avec ou sans air dans les poumons. Cela signifie que je respire moins, mais plus profondément, car après une expiration prolongée en retenant le souffle, vient une inspiration profonde, et inversement, après une inspiration prolongée, en retenant le souffle, vient une expiration profonde. Ce que je veux dire, c'est que lorsque je pratique le yoga, je respire moins et plus profondément. Ce type de respiration est ce que j'appelle la " respiration intermittente " et comme le jeûne intermittent, il existe de nombreux régimes de respiration intermittente différents. L'un des plus drastiques est le Néo-Tummo, où l'on s'arrête de respirer pendant quelques minutes permettant une fantastique oxygénation cellulaire.

La respiration intermittente, autrement dit, consiste à faire des pauses respiratoires (retenir le souffle) de quelques secondes dans notre rythme respiratoire normal. Ces pauses respiratoires ont de forts effets physiologiques. Pour commencer, votre énergie augmentera (meilleur métabolisme), et vous éliminerez beaucoup de stress. Lorsque vous êtes stressé, vous respirez plus d'oxygène (hyperventilation) et votre cœur bat plus vite. Le stress en général, génère de l'hyperventilation.

Le métabolisme se produit lorsque vous transformez les aliments que vous mangez en énergie. Pour que cela se produise, l'oxygène fourni par votre respiration est nécessaire. Permettez-moi d'illustrer ceci : vous mangez, ou si vous jeûnez, vous utilisez des réserves de graisse ; pendant que vous respirez, l'oxygène transforme cela en énergie dans vos cellules, de sorte que votre énergie dépend en fin de compte de vos niveaux d'oxygène.

L'oxygène est une molécule oxydante, un gaz inflammable qui brûle et transforme les matières en énergie. C'est l'oxygène qui rouille le fer, brunit et pourrit la pomme coupée en deux, mais c'est aussi l'oxygène qui brûle nos aliments et l'excès de graisse et les toxines intracellulaires.

La respiration intermittente ne devrait pas être une chose que vous ne faites que lorsque vous pratiquez GPBALANCE. Petit à petit, vous pouvez intégrer ce type de respiration dans votre vie quotidienne, en commençant par être plus conscient de votre respiration. Être conscient de votre respiration vous fera naturellement respirer plus lentement et plus profondément, ce qui vous fera économiser des respirations. C'est l'un des secrets de la longévité et de l'énergie durable ! Et, quand vous parlez, vous vous habituerez à n'inspirer qu'après avoir fini une phrase et fermé les lèvres avant d'inspirer par le nez ! De cette manière, votre inspiration sera silencieuse. Beaucoup de mes élèves trouvent que ma façon de parler est un peu bizarre, à cause des pauses...

31. Le paradoxe du CO_2

" Le dioxyde de carbone est un composant plus fonda-mental de la matière vivante que l'oxygène "

Henderson

Nous avons 100 fois plus de dioxyde de carbone que d'oxygène dans notre corps. Le dioxyde de carbone est un déchet métabolique. C'est la substance qui s'échappe des centrales au charbon et des fruits pourris. Tous les deux jours, un nouveau titre nous dit comment la Terre se réchauffe parce qu'il y a trop de dioxyde de carbone dans l'atmosphère.

La médecine a fait du bon travail en examinant les causes des problèmes respiratoires, mais elle a fait un mauvais travail en explorant comment ils se sont développés et comment nous pouvons les prévenir. La meilleure façon de prévenir de nombreux problèmes de santé chroniques, d'améliorer les performances sportives et de prolonger la longévité est de se concentrer sur la façon dont nous respirons, en équilibrant spécifiquement les niveaux d'oxygène et de dioxyde de carbone dans le corps. Pour ce faire, nous devons apprendre à respirer lentement.

Ce que notre corps veut vraiment, ce dont il a vraiment besoin pour fonctionner de manière optimale, ce n'est pas des respirations plus rapides ou plus profondes. Ce n'est plus de l'air. Ce dont nous avons besoin, c'est de plus de dioxyde de carbone.

Il y a plus d'un siècle, le physiologiste danois Christian Bohr, qui travaillait à l'Université de Copenhague, savait que l'oxygène était le carburant cellulaire et que l'hémoglobine était le transporteur. Il savait également que lorsque l'oxygène entrait dans une cellule, du dioxyde de carbone en sortait, mais il ne savait pas pourquoi cet échange avait lieu. Pourquoi certaines cellules obtiennent-elles de l'oxygène plus facilement que d'autres ? Qu'est-ce qui a poussé des milliards de molécules d'hémoglobine à libérer de l'oxygène au bon endroit et au bon moment ? Il a découvert que le sang contenant le plus de dioxyde de carbone (plus acide) libérait plus d'oxygène de l'hémoglobine.

La plupart des gens pensent que le dioxyde de carbone n'est qu'un gaz résiduel que nous exhalons de nos poumons. Ils ont tort! C'est la clé qui permet à l'oxygène libéré par les globules rouges d'être métabolisé par l'organisme. C'est ce qu'on appelle l'effet Bohr. Comprendre ce principe nous aidera à " arrêter " de respirer.

L'effet Bohr explique la libération d'oxygène dans les muscles et les organes. La plupart d'entre nous ne réalisent pas que la quantité de dioxyde de carbone présente dans nos cellules sanguines détermine la quantité d'oxygène que nous pouvons utiliser. L'essentiel est le suivant : la façon dont nous respirons détermine les niveaux de dioxyde de carbone présents dans notre sang. Lorsque nous respirons correctement, nous avons suffisamment de dioxyde de carbone et notre respiration est calme, contrôlée et rythmée. Si nous respirons trop, notre respiration est lourde, plus intense et erratique et nous exhalons trop de dioxyde de carbone, laissant notre corps à bout de souffle pour l'oxygène.

Cette découverte expliquait pourquoi certains muscles utilisés pendant l'exercice recevaient plus d'oxygène que les muscles moins sollicités. Ils produisaient plus de dioxyde de carbone, ce qui attirait plus d'oxygène. Il était fourni à la demande, au niveau moléculaire. Le dioxyde de carbone a également un effet dilatant profond sur les vaisseaux sanguins, ouvrant ces voies afin qu'ils puissent transporter plus de sang riche en oxygène vers les cellules affamées. Respirer moins permettait de produire plus d'énergie, plus efficacement.

Pendant ce temps, des respirations rapides et paniquées élimineraient le dioxyde de carbone. Quelques instants de respiration intense au-dessus des besoins métaboliques peuvent entraîner une réduction du flux sanguin vers les muscles, les tissus et les organes. Nous nous sentirions étourdis, sujets à des crampes, aurions mal à la tête ou nous pourrions même nous évanouir.

Bohr et Yandell Henderson, qui travaillaient à Yale, furent les pionniers à souligner l'importance du CO_2. Tous deux étaient convaincus que le dioxyde de carbone était aussi essentiel à l'organisme que tout autre nutriment. En fait, Henderson a écrit : " Si un feu est alimenté en oxygène pur au lieu d'air, il brûle énormément, avec une intensité augmentée. Mais lorsqu'un homme ou un animal respire de l'oxygène, ou (de l'air) enrichi en oxygène, ce gaz n'est pas plus consommé, il n'y a pas plus de chaleur produite et il n'y a pas non plus plus de gaz carbonique exhalé que lorsqu'on respire de l'air seul " .

Pour un corps en bonne santé, respirer ou inhaler de l'oxygène pur n'aurait aucun avantage, ni aucun effet sur l'apport d'oxygène à nos tissus et organes et pourrait créer un état de manque d'oxygène conduisant à une suffocation relative. Il y a cent ans, Henderson a découvert que l'oxygène pur n'est utile que pour les personnes en altitude (où les niveaux d'oxygène dans l'air sont diminués) ou pour ceux qui sont tellement malades qu'ils ne peuvent pas conserver des niveaux de saturation en oxygène sains (supérieurs à environ 90 %) grâce à une respiration normale. Mais même pour les patients malades, l'oxygène supplémentaire à long terme peut éventuellement endommager les poumons et diminuer le nombre de globules rouges, ce qui rendrait à l'avenir plus difficile pour le corps d'extraire l'oxygène de la respiration.

La quantité d'oxygène que vos muscles, organes et tissus peuvent utiliser ne dépend pas entièrement de la quantité d'oxygène dans votre sang. Nos globules rouges sont saturés de 95 à 99 % d'oxygène, ce qui est suffisant même pour les exercices les plus intenses, mais la pression de CO_2 varie en fonction de notre métabolisme. Donc, cela revient à ceci : en augmentant la quantité de dioxyde de carbone à l'intérieur de nous, nous pouvons fournir plus d'oxygène à nos muscles et organes, y compris le cœur et le cerveau, et ainsi augmenter notre capacité physique.

Il y a deux aspects principaux dans la façon dont nous respirons : le " rythme " ou le nombre de respirations que nous prenons en l'espace d'une minute, et le " volume " ou la quantité d'air aspiré dans nos poumons à chaque respiration. Bien que les deux soient séparés, l'un influence l'autre.

Alors, comment s'assurer que nous respirons correctement pour utiliser au mieux notre incroyable système respiratoire ? Comme nous l'avons vu, et aussi étrange que cela puisse paraître, ce n'est pas l'oxygène qui exerce l'influence première sur l'efficacité de votre respiration, mais le dioxyde de carbone.

Le rythme et le volume de la respiration sont déterminés par des récepteurs dans le cerveau qui fonctionnent comme un thermostat régulant le système de chauffage à la maison, mais au lieu de surveiller les fluctuations de température, ces récepteurs surveillent la concentration de dioxyde de carbone et d'oxygène dans notre sang, ainsi que le niveau d'acidité ou de pH. Lorsque les niveaux de dioxyde de carbone dépassent une certaine quantité, ces récepteurs sensibles stimulent la respiration pour se débarrasser de l'excès de gaz. En d'autres termes, le principal stimulus pour respirer est d'éliminer l'excès de dioxyde de carbone du corps.

Le dioxyde de carbone est un sous-produit du processus de décomposition du gaz naturel par les graisses et les glucides que nous consommons. Le CO_2 est renvoyé des tissus et des cellules vers les poumons via les vaisseaux sanguins et tout excès est expiré. Une partie du dioxyde de carbone de notre corps est retenue lorsque nous expirons. Une respiration correcte repose sur la bonne quantité de dioxyde de carbone retenue dans nos poumons.

Lorsque nous respirons plus que ce dont nous avons besoin, trop de dioxyde de carbone est exhalé des poumons et donc éliminé du sang, ce qui rend plus difficile le passage de l'oxygène.

Respirer trop pendant de courtes périodes n'est pas un problème important, car aucun changement permanent dans le corps ne se produit. Cependant, lorsque nous respirons trop pendant une période prolongée, un changement biochimique se produit à l'intérieur de nous, ce qui entraîne une sensibilité accrue au dioxyde de carbone.

Certaines personnes sont chroniquement fatiguées même si leur saturation en oxygène dans le sang est normale. Pourquoi? Le problème n'est pas un manque d'oxygène dans leur sang, mais pas assez d'oxygène libéré du sang vers les tissus et les organes, y compris le cerveau, entraînant des sentiments de léthargie et d'épuisement. Cela se produit parce que trop de dioxyde de carbone a été expulsé de leur corps. Une respiration excessive habituelle influence la libération d'oxygène par les globules rouges, ce qui peut affecter le bien-être au quotidien ainsi que les performances pendant l'exercice.

La concentration de dioxyde de carbone dans l'atmosphère terrestre est très faible, ce qui signifie que nous ne le transportons pas dans nos poumons lorsque nous respirons. Au lieu de cela, nous le produisons dans les cellules tissulaires au cours du processus de conversion des aliments et de l'oxygène en énergie. Le maintien d'un volume respiratoire correct garantit que la quantité idéale de dioxyde de carbone reste dans les poumons, le sang, les tissus et les cellules.

Les preuves scientifiques montrent clairement que le dioxyde de carbone est un élément essentiel non seulement pour réguler notre respiration, optimiser le flux sanguin et libérer de l'oxygène vers les muscles, mais aussi pour maintenir des niveaux de pH corrects.

Le dioxyde de carbone remplit plusieurs fonctions vitales dans le corps :

El dióxido de carbono desempeña varias funciones vitales en el organismo:

-   Décharger l'oxygène du sang pour qu'il soit utilisé par les cellules.

-   Dilatation des muscles lisses des parois des voies respiratoires et des vaisseaux sanguins.

-   Régulation du pH sanguin.

32. Trop respirer

" Quand il s'agit de respirer, moins c'est plus "

Nous respirons deux ou trois fois plus d'air que ce dont nous avons besoin sans nous en apercevoir. Les questions suivantes vous permettront de savoir si vous respirez trop d'air ou non.

°   Respirez-vous parfois par la bouche lors de vos activités quotidiennes ?

°   Respirez-vous par la bouche pendant le sommeil profond ? (Si vous n'êtes pas sûr, vous réveillez-vous avec la bouche sèche le matin ?)

°   Ronflez-vous ou retenez-vous votre respiration pendant votre sommeil ?

- Pouvez-vous remarquer visiblement votre respiration pendant le repos ? Pour le savoir, observez votre respiration en ce moment. Passez une minute à observer les mouvements de votre poitrine ou de votre abdomen à chaque respiration. Plus vous voyez de mouvements, plus vous respirez fort.

- Lorsque vous observez votre respiration, voyez-vous plus de mouvements de la poitrine que de l'abdomen ?

- Soupirez-vous régulièrement tout au long de la journée ? (Bien qu'un soupir de temps en temps ne soit pas un problème, un soupir régulier suffit à maintenir une respiration excessive chronique.)

- Entendez-vous parfois votre respiration pendant le repos ?

- Ressentez-vous des symptômes tels que congestion nasale, resserrement des voies respiratoires, fatigue, étourdissements ou légers vertiges ?

Répondre " oui " à certaines ou à toutes les questions ci-dessus suggère une tendance à trop respirer. Ces traits sont typiques de ce qui se passe lorsque la quantité d'air que nous respirons est supérieure à ce dont nous avons besoin. Tout comme nous avons une quantité optimale d'eau et de nourriture à consommer chaque jour, nous avons également une quantité optimale d'air à respirer. Et tout comme manger trop peut nuire à notre santé, il en va de même pour la respiration excessive.

Le stress chronique, les modes de vie sédentaires, les régimes alimentaires malsains, les maisons surchauffées et le manque de forme physique contribuent à de mauvaises habitudes respiratoires. Ceux-ci contribuent à leur tour à la léthargie, à la prise de poids, aux problèmes de sommeil, aux troubles respiratoires et aux maladies cardiaques.

L'habitude inconsciente de la respiration excessive a atteint des proportions épidémiques dans le monde industrialisé, et elle est très préjudiciable à notre santé. La façon dont vous respirez au quotidien détermine la façon dont vous respirez pendant l'exercice physique. Respirer trop d'air dans la vie quotidienne se traduit par un essoufflement excessif pendant l'exercice.

La respiration excessive provoque le rétrécissement des voies respiratoires, limitant la capacité de votre corps à s'oxygéner, et la constriction des vaisseaux sanguins, entraînant une réduction du flux sanguin vers le cœur et d'autres organes et muscles. Pour la plupart des gens, 2 minutes de respiration intense suffisent à réduire la circulation sanguine dans tout le corps, y compris le cerveau, ce qui peut provoquer une sensation de vertige et des étourdissements.

Respirer 6 fois par minute améliore le flux sanguin vers le cerveau et améliore les fonctions du cœur, de la circulation et du système nerveux. Ce modèle de respiration est utilisé chez les patients souffrant d'anxiété et de dépression. À bien des égards, ce type de respiration offre les mêmes avantages que la méditation pour les personnes qui ne veulent pas méditer.

De la même manière que nous sommes devenus une culture de mangeurs excessifs, nous sommes également devenus une culture de respirateurs excessifs. Plus d'un quart de la population moderne souffre d'hyperventilation chronique grave.

La solution est simple : respirez moins. Plus facile à dire qu'à faire. Nous sommes devenus conditionnés à trop respirer, tout comme nous sommes devenus conditionnés à trop manger. Cependant, avec un peu d'effort et d'entraînement, respirer moins peut devenir une habitude inconsciente.

Pour être clair, respirer moins n'est pas la même chose que respirer lentement. Les poumons d'un homme adulte moyen peuvent contenir environ quatre à six litres d'air. Cela signifie que même si nous pratiquons une respiration lente à 6 respirations par minute, nous pourrions facilement avoir trop d'air. Plus que ce dont nous avons besoin. La clé d'une respiration optimale, et de tous les avantages pour la santé, l'endurance et la longévité, est de pratiquer moins d'inspirations et d'expirations dans un volume plus petit.

Des expirations plus lentes et plus longues signifient des niveaux de dioxyde de carbone plus élevés. Avec ce dioxyde de carbone supplémentaire, nous pouvons acquérir une endurance aérobie plus élevée. La VO_2 max est la mesure de la consommation d'oxygène la plus élevée et le meilleur indicateur de la condition cardiorespiratoire. Entraîner le corps à respirer moins augmente la VO_2 max, ce qui peut non seulement stimuler l'endurance sportive, mais aussi nous aider à vivre plus longtemps et en meilleure santé.

33. VO_2 Max

Absorption maximale d'oxygène ou VO_2 max. Cela fait simplement référence à la capacité maximale de votre corps à transporter et à utiliser l'oxygène en 1 minute lors d'un exercice maximal ou exhaustif. La VO_2 max est un facteur qui peut déterminer la capacité d'un athlète à faire de l'exercice physique et constitue le meilleur indicateur de l'endurance cardiorespiratoire et de la capacité aérobique. Dans les sports qui nécessitent une endurance exceptionnelle comme le cyclisme, l'aviron, la natation et la course, les athlètes de classe mondiale ont un VO_2 max élevé.

La capacité athlétique à performer pendant une augmentation du dioxyde de carbone et une réduction de la pression d'oxygène correspond à une consommation maximale d'oxygène. En d'autres termes, la capacité à tolérer des concentrations plus élevées de dioxyde de carbone dans le sang signifie qu'un VO_2 max plus élevé peut être atteint, aboutissant à un meilleur apport et une meilleure utilisation de l'oxygène par les muscles qui travaillent.

Pendant l'exercice physique, une activité métabolique accrue produit des niveaux de dioxyde de carbone plus élevés que la normale. Au fil du temps, ces niveaux élevés de CO_2 conditionnent les récepteurs respiratoires, ce qui se traduit par une respiration plus facile et plus légère pendant l'exercice et une meilleure oxygénation des muscles. Être capable de fournir de l'oxygène plus efficacement lors d'exercices de haute intensité conduit à une VO_2 max plus élevée.

Lorsque la respiration est retenue, la saturation en oxygène dans le sang diminue, ce qui entraîne une augmentation de la production de globules rouges pour compenser la baisse. Étant donné que les globules rouges transportent de l'oxygène, en avoir une plus grande quantité dans votre sang entraînera également une augmentation de la capacité aérobique et de la VO_2 max.

34. Pourquoi ai-je mal aux poumons après avoir couru ?

Les nouveaux coureurs éprouvent souvent l'inconfort de brûlure des poumons lorsqu'ils essaient pour la première fois de se surmener. La course à pied vous fait respirer plus rapidement et oblige vos poumons à travailler plus fort pour faire circuler l'oxygène dans votre corps, ils ont donc besoin de temps pour s'acclimater à cette nouvelle sensation.

Heureusement, la douleur s'arrête généralement quelques minutes après l'arrêt de la course. Cependant, si vous ressentez des douleurs ou des brûlures après chaque course, il se peut que vous ne respiriez pas correctement, ou que vous souffriez d'asthme induit par l'exercice ou d'une condition médicale sous-jacente nécessitant des soins médicaux immédiats.

Si vos poumons vous font mal après avoir couru, vérifiez si vous respirez par la bouche ou par le nez. La respiration buccale, l'asthme induit par l'exercice et le froid peuvent tous déclencher une sensation de brûlure dans les poumons.

Respirer par la bouche peut provoquer des douleurs ou des brûlures dans les poumons après avoir couru, car votre cerveau pense que le dioxyde de carbone est perdu en excès. En réponse, votre corps produit des cellules caliciformes pour produire du mucus, ce qui ralentit votre respiration et resserre vos vaisseaux sanguins. Cette vasoconstriction et cet excès de mucus peuvent rendre la respiration plus difficile après avoir couru, entraînant une sensation de brûlure douloureuse.

Le problème est souvent pire par temps froid. Cependant, le phénomène est généralement temporaire et disparaît au fur et à mesure que vous gagnez en expérience de course à pied. L'asthme induit par l'effort, quant à lui, est une maladie chronique causée par une inflammation et un rétrécissement des voies respiratoires.

Si vous avez des douleurs pulmonaires après avoir couru et que vous êtes essoufflé, votre corps commencera naturellement à travailler contre vous et à avaler de l'air par la bouche, mais cela peut provoquer une inflammation temporaire des poumons.

Respirer par le nez est plus difficile et nécessite de la pratique, mais cela ralentira votre rythme respiratoire, ce qui fera que l'air que vous inspirez fonctionnera plus efficacement dans vos poumons, car vos poumons auront plus de temps pour recevoir de l'oxygène. Si vous souffrez d'asthme induit par l'exercice, vous pouvez également ressentir de la toux, une respiration sifflante, une oppression thoracique, de la fatigue ou une incapacité à suivre les autres pendant que vous courez.

Si vous ressentez régulièrement des douleurs après avoir couru, prenez rendez-vous avec votre médecin pour être certain de la cause de vos douleurs pulmonaires après l'exercice. Bien qu'une légère sensation de brûlure dans les poumons après la course soit courante, vous ne devez jamais supposer que la douleur pulmonaire que vous ressentez soit normale.

Un médecin procédera à un examen physique pour exclure une infection respiratoire ou une mauvaise forme physique comme cause. Le médecin vous posera une série de questions concernant votre douleur pulmonaire après avoir couru, comme vos antécédents de douleur pulmonaire, le climat dans lequel vous courez, la rapidité avec laquelle la douleur disparaît une fois que vous vous reposez et les autres symptômes que vous ressentez. Votre médecin peut vous faire courir sur un tapis roulant, puis tester votre fonction pulmonaire avant et après votre course pour vous aider à établir un diagnostic.

Source : Clinique de Cleveland ; Nouvelles médicales aujourd'hui ; WebMed.

35. La respiration par la bouche est terrible !

"La respiration par la bouche active l'utilisation du haut de la poitrine, tandis que la respiration nasale entraîne une respiration abdominale"

Au début du 20e siècle, " respirateur buccal " était un terme technique utilisé par les médecins pour décrire les enfants qui respiraient par la bouche en raison d'une condition médicale sous-jacente. Le lexicographe anglais Jonathan Green note qu'en 1915, l'expression " respirateur buccal " avait développé une connotation péjorative dans l'argot anglais, définie comme une " personne stupide ".

Jason Turowski, médecin de la Cleveland Clinic, déclare que " nous sommes conçus pour respirer par le nez dès la naissance - c'est ainsi que les humains ont évolué ". Ainsi, l'impact de la respiration buccale chronique sur la santé est un domaine de recherche au sein de l'orthodontie et de l'anthropologie. Elle est classée en trois types : obstructive, habituelle et anatomique.

La respiration nasale produit de l'oxyde nitrique dans le corps, contrairement à la respiration buccale. De plus, le Boston Medical Center note que le nez filtre les particules qui pénètrent dans le corps, humidifie l'air que nous respirons et le réchauffe à la température du corps. En revanche, la respiration buccale " attire toute la pollution et les germes directement dans les poumons ; l'air froid et sec dans les poumons rend les sécrétions épaisses, freine le nettoyage réalisé par les poils du nez et ralentit le passage de l'oxygène dans la circulation sanguine ". En conséquence, la respiration buccale chronique peut entraîner des maladies. Dans environ 85 % des cas, il s'agit d'une adaptation à la congestion nasale, et survient fréquemment pendant le sommeil. Les causes plus spécifiques incluent les polypes ; une lèvre supérieure courte qui empêche les lèvres de se rejoindre au repos (incompétence labiale) ; et la rhinite de grossesse qui a tendance à se produire au troisième trimestre de la grossesse.

Respirer par la bouche génère un gros stress pour les alvéoles pulmonaires car elles ne sont pas préparées à recevoir autant d'oxygène à la fois. En plus de cela, chaque respiration buccale diminue la pression de CO_2 dans les poumons. La bouche est faite pour recevoir les nutriments solides tandis que le nez est conçu pour recevoir les nutriments invisibles, c'est-à-dire l'oxygène. Respirer par la bouche, c'est comme manger sans mâcher, un gros stress pour tout l'organisme !

La respiration n'est pas une fonction de la bouche. Si vous lisez un livre médical sur la fonction de la bouche, vous ne trouverez jamais la respiration comme l'une de ses fonctions.

Respirer par la bouche fait grimper les catécholamines (hormones produites principalement par les glandes surrénales) et les hormones liées au stress, ce qui suggère que notre corps est soumis à une contrainte physique et mentale. Dans le même temps, la tension artérielle augmente et la variabilité du rythme cardiaque chute. Le corps humain a évolué pour pouvoir respirer à travers deux canaux pour une raison. Cela augmente nos chances de survie. Si le nez est obstrué, la bouche devient un système de ventilation de secours.

Effets potentiels

Les conditions associées à la respiration buccale comprennent le syndrome de Down, l'habitude de pousser la langue vers l'avant, la paralysie cérébrale, les troubles déficitaires de l'attention avec hyperactivité (TDAH), les pommettes enfoncées, une cavité nasale plus petite, l'apnée du sommeil et le ronflement. De plus, la gingivite et l'augmentation des niveaux de plaque dentaire sont courantes chez les personnes qui respirent de manière chronique par la bouche.

La respiration buccale chronique chez les enfants peut affecter la croissance dentaire et faciale. Cela peut également entraîner le développement d'un visage long et étroit, parfois appelé syndrome du visage long, lorsque la respiration buccale est liée à une hypertrophie adénoïde. Il est également suggéré que la malocclusion des dents (par exemple, les dents désalignées) résulte de la respiration buccale chronique chez les enfants. À l'inverse, il a été suggéré qu'un type de visage long et mince, avec des voies respiratoires nasopharyngées minces correspondantes, prédispose à l'obstruction nasale et à la respiration buccale, c'est-à-dire qu'un visage long et mince peut provoquer une respiration buccale plutôt que l'inverse. La forme du visage est également fortement influencée par des facteurs génétiques.

Études COVID-19

Depuis avril 2020, des études et des essais sont en cours pour examiner les avantages possibles de l'oxyde nitrique dans le traitement du COVID-19. Cette recherche est basée sur le fait que l'oxyde nitrique a été étudié comme thérapie expérimentale pour le SRAS. Brian Strickland, médecin, membre du Massachusetts General Hospital qui étudie la " détresse respiratoire aiguë " à haute altitude, applique cette recherche au COVID-19. Il est actuellement impliqué dans des essais cliniques qui appliquent l'utilisation de l'oxyde nitrique inhalé comme traitement du COVID-19. Cette approche a été inspirée par les travaux du professeur agrégé de médecine d'urgence à la Harvard Medical School N. Stuart Harris, qui a étudié les effets du mal de l'altitude sur les alpinistes, comme ceux qui escaladent le mont Everest. Harris a remarqué que les conséquences du mal de l'altitude sur le corps humain reflétaient l'impact dysfonctionnel du COVID-19 sur les poumons. Son intérêt pour l'oxyde nitrique vient de son rôle dans la capacité de respirer à haute altitude. Des essais similaires sont en cours au Tufts Medical Center. D'autres études spéculent que le remplacement de la respiration buccale (qui décime le NO) par la respiration nasale (qui augmente le NO) est un " changement de mode de vie " qui " peut également aider à réduire la charge virale du SRAS-CoV-2 et les symptômes de pneumonie du COVID-19 en favorisant plus de mécanismes de défense antiviraux efficaces dans les voies respiratoires ".

Certaines personnes développent l'habitude de respirer par la bouche au lieu du nez même après la disparition de l'obstruction nasale. Pour certaines personnes souffrant d'apnée du sommeil, cela peut devenir une habitude de dormir la bouche ouverte pour répondre à leur besoin d'oxygène. Le stress et l'anxiété peuvent également amener une personne à respirer par la bouche au lieu du nez. Le stress active le système nerveux sympathique, entraînant une respiration superficielle, rapide et anormale.

N'importe qui peut développer l'habitude de respirer par la bouche, mais certaines conditions augmentent votre risque. Ceux-ci comprennent les allergies chroniques, le rhume des foins, les infections chroniques ou récurrentes des sinus, l'asthme, le stress chronique et l'anxiété.

La respiration buccale assèche la bouche. Une bouche sèche signifie que la salive ne peut pas laver les bactéries de la bouche. Cela peut entraîner une mauvaise haleine (halitose), des maladies parodontales telles que la gingivite et les caries dentaires, des infections de la gorge et des oreilles. C'est encore plus dommageable que la consommation de sucre, une mauvaise alimentation ou une mauvaise hygiène.

La respiration buccale peut entraîner une faible concentration d'oxygène dans le sang. Ceci est associé à l'hypertension artérielle et à l'insuffisance cardiaque. Des études montrent que la respiration buccale peut également diminuer la fonction pulmonaire et aggraver les symptômes et les exacerbations chez les personnes asthmatiques.

Chez les enfants, la respiration buccale peut entraîner des anomalies physiques et des problèmes cognitifs. Les enfants qui ne sont pas traités pour la respiration buccale peuvent développer de longs visages étroits, des bouches étroites, des sourires gommeux, une malocclusion dentaire et une mauvaise posture.

De plus, les enfants qui respirent par la bouche ne dorment souvent pas bien la nuit. Un mauvais sommeil peut entraîner une croissance médiocre, de mauvais résultats scolaires, une incapacité à se concentrer, des troubles du sommeil, des dents tordues et une aggravation des symptômes d'autres maladies.

GPBALANCE comme tout autre type de yoga, active le système nerveux parasympathique et favorise une respiration plus lente par le nez.

La respiration buccale et le ronflement peuvent mettre le corps dans un état de stress qui peut nous fatiguer plus rapidement et saper nos performances lors de l'exercice. S'entraîner à respirer par le nez peut réduire de moitié l'effort total et gagner en endurance.

La respiration par la bouche modifie le corps physique et transforme les voies respiratoires, pour le pire. L'inhalation d'air par la bouche diminue la pression, ce qui provoque le relâchement et la flexion des tissus mous à l'arrière de la bouche, créant moins d'espace et rendant la respiration plus difficile. La respiration buccale engendre plus de respiration buccale.

Inhaler par le nez a l'effet inverse. Il force l'air contre tous ces tissus flasques à l'arrière de la gorge, ce qui élargit les voies respiratoires et facilite la respiration. Au bout d'un moment, ces tissus et muscles se " tonifient " pour rester dans cette position ouverte et large. La respiration nasale engendre plus de respiration nasale.

Tout ce qui arrive au nez affecte ce qui se passe dans la bouche, les voies respiratoires, les poumons. Lorsque les allergies saisonnières frappent, l'incidence de l'apnée du sommeil et des difficultés respiratoires augmente. Le nez se bouche, nous commençons à respirer par la bouche et les voies respiratoires s'effondrent.

Dormir la bouche ouverte exacerbe ces problèmes. Chaque fois que nous posons la tête sur un oreiller, la gravité tire les tissus mous de la gorge et de la langue vers le bas, fermant encore plus les voies respiratoires. Après un certain temps, nos voies respiratoires sont conditionnées à cette position ; le ronflement et l'apnée du sommeil deviennent la nouvelle norme.

Il ne faut pas longtemps pour ressentir l'apparition d'étourdissements en prenant quelques grandes inspirations et expirations par la bouche, comme lorsque le médecin vérifie vos poumons. Il est bien documenté que la respiration buccale habituelle pendant les heures de veille ou de sommeil entraîne de la fatigue, une mauvaise concentration, une productivité réduite et une mauvaise humeur. La même chose peut être vraie pour les personnes dont la profession implique de beaucoup parler, comme les enseignants, les prédicateurs ou les vendeurs. Les personnes exerçant ces professions ne sont souvent que trop conscientes de leur fatigue après une journée de travail, mais l'épuisement qui suit des réunions d'affaires interminables n'est pas nécessairement dû à un effort mental ou physique - il est plus probable qu'il résulte des effets d'un niveau de respiration élevé pendant une conversation excessive. Dans ce cas, la respiration augmente sans besoin réel de plus d'oxygène, ce qui perturbe les gaz sanguins et réduit le flux sanguin.

La respiration nasale pendant l'entraînement physique garantit que vous ne vous poussez pas au-delà de ce que votre corps peut faire.

Saviez-vous que la respiration buccale fait perdre au corps 40 % d'eau en plus ? Pendant les phases les plus profondes et les plus reposantes du sommeil, l'hypophyse, une glande de la taille d'un pois située à la base du cerveau, sécrète des hormones qui contrôlent la libération d'adrénaline, d'endorphines, d'hormone de croissance et d'autres substances, dont la vasopressine, qui communique avec les cellules pour stocker plus d'eau. C'est ainsi que les animaux peuvent dormir toute la nuit sans avoir soif ni avoir besoin de se soulager. Mais si le corps souffre, par exemple, d'apnée du sommeil, la vasopressine ne sera pas sécrétée normalement. Les reins libèrent de l'eau, ce qui déclenche le besoin d'uriner et signale à notre cerveau que nous devons consommer plus de liquide. Nous avons soif et nous avons besoin d'uriner davantage.

Les effets horribles du ronflement et de l'apnée du sommeil sur la santé peuvent être trouvés sur Internet. Je peux dire ici que ces affections entraînent l'énurésie nocturne, le trouble déficitaire de l'attention avec hyperactivité (TDAH), le diabète, l'hypertension artérielle, le cancer, etc. Selon la Mayo Clinic, l'insomnie chronique, longtemps considérée comme un problème psychologique, est souvent un problème respiratoire.

Lorsque vous respirez par la bouche, la saturation en oxygène dans votre sang, qui est stable entre 95 et 98 %, chute et chaque fois que l'oxygène tombe en dessous de 90 %, le sang ne peut pas en transporter suffisamment pour soutenir les tissus corporels. Si cela dure trop longtemps, cela peut entraîner une insuffisance cardiaque, une dépression, des problèmes de mémoire et une mort prématurée.

De plus, la personne qui respire principalement par la bouche subira tôt ou tard les conséquences du manque de Prana, la plus importante étant une faible immunité contre les maladies contagieuses. Parmi les mammifères, l'homme est le seul à avoir la mauvaise habitude de respirer par la bouche.

Que faire pour arrêter de respirer par la bouche ? Les possibilités sont multiples. L'une d'elles est le ruban adhésif et bien sûr, la pratique de GPBALANCE.

Le ruban adhésif

Tout ce qu'il faut pour arrêter de respirer par la bouche, c'est un ruban adhésif un peu plus gros qu'un timbre-poste. Il laisse un peu d'espace sur les côtés de la bouche au cas où vous auriez besoin de tousser.

Parce que nous ne savons pas comment nous respirons la nuit, le seul moyen sûr d'assurer la respiration nasale est de porter un léger ruban adhésif en papier sur les lèvres pour empêcher la bouche de s'ouvrir.

Fermer la bouche la nuit assure les avantages d'une bonne respiration pendant le sommeil, vous permettant de vous endormir plus rapidement, de rester endormi plus longtemps et de vous réveiller en vous sentant plein d'énergie.

Au début, vous constaterez que vous scotcher la bouche est inconfortable, mais au bout de quelques jours, porter les bandes pendant de courtes périodes d'environ une demi-heure pendant que vous faites vos activités normales à la maison avant d'aller vous coucher, vous aidera à vous acclimater à respirer par le nez et à surmonter toute peur de porter le ruban adhésif la nuit.

En général, il faut environ trois mois pour rétablir la respiration nasale pendant le sommeil. Respirer par le nez se traduira par une bouche naturellement humide au réveil. Si votre bouche est sèche au réveil, vous saurez que votre bouche était ouverte pendant le sommeil. Lorsqu'un enfant a un œil avec une vision plus faible, le traitement souvent recommandé consiste à couvrir temporairement le bon œil avec un patch pour entraîner le cerveau à renforcer l'œil le plus faible et à rétablir une vision normale. De la même manière, le port d'un ruban adhésif sur les lèvres pendant le sommeil ou à la maison pendant la journée entraîne progressivement le corps à s'adapter à la respiration nasale de jour comme de nuit.

Khechari Mudra et la langue

La langue est un muscle puissant. Si sa force est dirigée vers les dents, elle peut les désaligner, si elle est dirigée vers le plafond de la bouche, elle peut aider à élargir le palais supérieur de la bouche et à ouvrir les voies respiratoires.

Lorsque la bouche est fermée, la langue repose contre le plafond de la bouche, exerçant des forces légères qui façonnent la mâchoire supérieure. Parce que la langue est large et en forme de U, elle suit ce que la forme de la mâchoire supérieure devrait être, large et en forme de U également. En d'autres termes, la forme de la mâchoire supérieure reflète la forme de la langue.

Dans la position de repos correcte, les trois quarts de la langue doivent appuyer doucement contre le plafond de la bouche, la pointe de la langue étant placée juste derrière les dents de devant supérieures - au même endroit où nous plaçons la langue lorsque nous disons " Non ".

Lorsque vous respirez, la " conscience " est un mot-clé. Nous traversons la vie sans vraiment nous rendre compte si nous respirons par le nez ou par la bouche. Pendant la journée, lorsque nous nous reposons et lorsque nous dormons la nuit, la langue doit reposer sur le plafond de la bouche pour libérer les voies respiratoires. Il n'est donc pas surprenant que les sages indiens aient développé la technique Kechari Mudra.

Tout comme la respiration nasale, la posture optimale de la langue au repos n'est pas une découverte récente ; pendant des milliers d'années, elle a constitué une partie importante du yoga. Yogi Bhajan, qui a introduit sa propre version du Kundalini Yoga en Occident en 1968, a reconnu le palais supérieur et le bout de la langue comme les deux parties les plus importantes du corps. Les anciennes écritures bouddhistes du Canon Pāli contiennent des passages décrivant comment le Bouddha pressait sa langue contre la voûte du palais pour contrôler la faim et l'esprit.

Dans " La Méthode " Livre 10, j'ai dit que Khechari Mudra est l'un des piliers les plus importants de GPBALANCE. Dans ce livre, je donne plus d'explications sur pourquoi c'est si important. Je voudrais ajouter ici que cet outil est également très important car lorsque la langue appuie sur le palais mou lors de la pratique, il est impossible de respirer par la bouche!

Sources : Cleveland Clinic ; Boston Medical Center ; Brian Strickland, MD, Massachusetts General Hospital ; Mayo Clinic ; Tufts Medical Center.

36. Le ronflement

Nous sommes devenus l'équivalent de chiens hautement consanguins tels que les carlins, les dogues, les boxers et autres chiens brachycéphales. Une étude japonaise récente a montré que les rats qui avaient les narines obstruées et qui étaient forcés de respirer par la bouche développaient moins de cellules cérébrales et mettaient deux fois plus de temps à se frayer un chemin dans un labyrinthe que les rats respirant par le nez.

Il a été estimé que quarante pour cent de la population actuelle souffre d'obstruction nasale chronique, et environ la moitié de ce pourcentage sont des respirateurs buccaux habituels, les femmes et les enfants en souffrant le plus. Les causes sont nombreuses : air sec, stress, inflammations, allergies, pollution, produits pharmaceutiques, etc. Il y a aussi un autre facteur important : depuis des siècles, la face avant de notre crâne rétrécit.

Lorsque les bouches ne s'élargissent pas suffisamment, le plafond de la bouche a tendance à s'élever au lieu de sortir, formant ce qu'on appelle un palais en forme de V ou à haute voûte. La croissance vers le haut entrave le développement de la cavité nasale, la rétrécit et perturbe les structures délicates du nez. L'espace nasal réduit conduit à des obstructions et inhibe le flux d'air. Dans l'ensemble, les humains ont la triste distinction d'être l'espèce la plus bouchée sur Terre.

Nos ancêtres ont développé différentes caractéristiques faciales selon l'endroit où ils vivaient. Dans les climats plus froids, par exemple, leur nez est devenu plus étroit et plus long pour chauffer l'air plus efficacement avant qu'il n'entre dans les poumons : leur peau s'est éclaircie pour absorber plus de soleil pour la production de vitamine D. Dans les environnements ensoleillés et chauds, ils se sont adaptés avec des nez plus plats et plus larges qui étaient plus efficaces pour inhaler l'air chaud et humide ; leur peau s'est assombrie pour les protéger du soleil. En cours de route, leur larynx est descendu dans la gorge pour accueillir une autre adaptation : la communication vocale.

Le larynx fonctionne comme une valve pour empêcher les aliments et autres particules de pénétrer dans la trachée, les poumons et le reste du système respiratoire. Au fur et à mesure que les humains développaient la parole, le larynx s'est enfoncé, ouvrant un espace à l'arrière de la bouche pour permettre une plus large gamme de vocalisations et de volumes. Mais le larynx abaissé créait trop d'espace à l'arrière de la bouche et rendait les premiers humains susceptibles de s'étouffer. Bien plus tard dans notre évolution, l'enfoncement du larynx nous a rendus enclins à nous étouffer lorsque nous dormions : nous nous sommes mis à ronfler.

L'inflammation de la gorge et les polypes contribuent tous deux au ronflement et à l'apnée du sommeil. L'obstruction nasale déclenche également l'étouffement nocturne.

Le ronflement est le son rauque qui se produit lorsque l'air traverse les tissus détendus de votre gorge, ce qui fait vibrer les tissus lorsque vous respirez. Presque tout le monde ronfle de temps en temps, mais pour certaines personnes, cela peut être un problème chronique. Parfois, cela peut également indiquer un problème de santé grave. De plus, le ronflement peut être une nuisance pour votre partenaire.

Les changements de style de vie, comme perdre du poids, éviter l'alcool près de l'heure du coucher ou dormir sur le côté, peuvent aider à arrêter le ronflement. De plus, des dispositifs médicaux et des interventions chirurgicales sont disponibles pour réduire les ronflements perturbateurs. Cependant, ceux-ci ne sont pas adaptés ou nécessaires pour tous ceux qui ronflent.

Le ronflement est souvent associé à un trouble du sommeil appelé apnée obstructive du sommeil (maintenant appelé syndrome d'apnées-hypopnées obstructives du sommeil - SAHOS). Tous les ronfleurs n'en souffrent pas. Le SAHOS se caractérise souvent par des ronflements bruyants suivis de périodes de silence lorsque la respiration s'arrête ou s'arrête presque. Finalement, cette réduction ou cette pause respiratoire peut vous signaler de vous réveiller, et vous pouvez vous réveiller avec un grognement fort ou un halètement. Vous pouvez dormir légèrement en raison d'un sommeil perturbé. Ce schéma de pauses respiratoires peut être répété plusieurs fois au cours de la nuit.

Les personnes souffrant d'apnée obstructive du sommeil connaissent généralement des périodes où la respiration ralentit ou s'arrête au moins cinq fois au cours de chaque heure de sommeil.

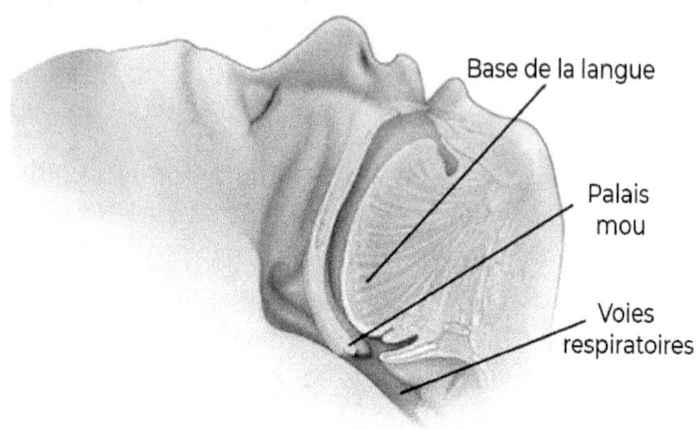

Le ronflement peut être causé par plusieurs facteurs, tels que l'anatomie de votre bouche et de vos sinus, la consommation d'alcool, des allergies, un rhume et votre poids. Lorsque vous vous endormez et que vous passez d'un sommeil léger à un sommeil profond, les muscles du palais (palais mou), de la langue et de la gorge se détendent. Les tissus de votre gorge peuvent se détendre suffisamment pour bloquer partiellement vos voies respiratoires et vibrer. Plus vos voies respiratoires sont rétrécies, plus le flux d'air devient puissant. Cela augmente les vibrations des tissus, ce qui augmente le volume de vos ronflements.

Les conditions suivantes peuvent affecter les voies respiratoires et provoquer des ronflements:

- L'anatomie de votre bouche. Avoir un palais bas, épais et mou peut rétrécir vos voies respiratoires. Les personnes en surpoids peuvent avoir des tissus supplémentaires à l'arrière de la gorge qui peuvent rétrécir leurs voies respiratoires. De même, si le morceau de tissu triangulaire suspendu au palais mou (luette) est allongé, le flux d'air peut être obstrué et les vibrations augmentent.

- La consommation d'alcool : Le ronflement peut également être provoqué par une consommation excessive d'alcool avant le coucher. L'alcool détend les muscles de la gorge et diminue vos défenses naturelles contre l'obstruction des voies respiratoires.

- Les problèmes nasaux : La congestion nasale chronique ou une cloison tordue entre vos narines (septum nasal dévié) peut contribuer à votre ronflement.

- La privation de sommeil : Ne pas dormir suffisamment peut entraîner une relaxation supplémentaire de la gorge.

- Posture durant le sommeil : Le ronflement est généralement plus fréquent et plus fort lorsque l'on dort sur le dos, car l'effet de la gravité sur la gorge rétrécit les voies respiratoires.

Les facteurs de risque qui peuvent contribuer au ronflement comprennent :

- Être un homme : Les hommes sont plus susceptibles de ronfler ou de souffrir d'apnée du sommeil que les femmes.

- Être en surpoids : Les personnes en surpoids ou obèses sont plus susceptibles de ronfler ou de souffrir d'apnée obstructive du sommeil.

- Avoir des voies respiratoires étroites : Certaines personnes peuvent avoir un long palais mou ou de grosses amygdales ou végétations adénoïdes, ce qui peut rétrécir les voies respiratoires et provoquer des ronflements.

- Avoir des problèmes nasaux : Si vous avez un défaut structurel de vos voies respiratoires, comme un septum dévié, ou si votre nez est chroniquement congestionné, votre risque de ronflement est plus grand.

- Avoir des antécédents familiaux de ronflement ou d'apnée obstructive du sommeil : L'hérédité est un facteur de risque potentiel de SAHOS.

Le ronflement habituel peut être plus qu'une simple nuisance. En plus de perturber le sommeil d'un partenaire de lit, si le ronflement est associé au SAHOS, il existe le risque d'autres complications, notamment :

- Somnolence diurne

- Fréquente frustration ou colère

- Difficulté de concentration

- Risque accru d'hypertension artérielle, de maladies cardiaques et d'accidents vasculaires cérébraux

- Risque accru de problèmes de comportement, tels que l'agressivité ou des problèmes d'apprentissage, chez les enfants atteints de SAHOS

- Risque accru d'accidents de la route en raison du manque de sommeil

Parfois, le ronflement peut ressembler à un léger bruissement. D'autres nuits, il semblerait qu'il y ait une véritable scie sauteuse sous la couverture. Quel que soit le niveau de décibels dans votre chambre, le ronflement est courant dans le monde entier.

Mais aussi courant que cela puisse être, c'est aussi un obstacle majeur à un sommeil de qualité et une habitude qui peut avoir un impact sur votre énergie le lendemain, vous laissant fatigué et incapable de fonctionner pleinement. Comprendre les raisons pour lesquelles les gens ronflent est la première étape vers une meilleure nuit de sommeil.

Je suis fermement convaincu que GPBALANCE peut aider à lutter contre le ronflement.

Sources : Diagnosis and treatment, Mayo Clinic ; Snoring, Symptoms and causes, Mayo Clinic ; Healthline.

37. Système nerveux autonome

Le système nerveux autonome agit en grande partie inconsciemment en régulant d'importantes fonctions corporelles telles que la fréquence cardiaque, la fréquence respiratoire, la réponse pupillaire, la miction, l'excitation sexuelle, la digestion, les humeurs, les attitudes ; quand nous nous sentons excités et quand nous nous sentons nauséeux. Ce système est le principal mécanisme de contrôle de la réaction de combat ou de fuite et de certaines actions réflexes telles que la toux, les éternuements, la déglutition et les vomissements.

Le système nerveux autonome a trois branches : le système nerveux sympathique, le système nerveux parasympathique et le système nerveux entérique, bien que certains manuels n'incluent pas le dernier dans le cadre du système.

Le système nerveux sympathique est souvent considéré comme le système " combat ou fuite " tandis que le système nerveux parasympathique est souvent considéré comme le système " repos et digestion ". Dans de nombreux cas, les deux systèmes ont des actions opposées où un système active une réponse physiologique et l'autre l'inhibe. Une simplification plus ancienne du système nerveux sympathique et parasympathique comme " excitateur " et " inhibiteur " a été renversée en raison des nombreuses exceptions trouvées. Mais même les systèmes nerveux sympathique et parasympathique ont quelques exceptions, comme dans l'excitation sexuelle et l'orgasme, où les deux jouent un rôle.

Bien que la plupart des fonctions autonomes soient involontaires, certaines d'entre elles fonctionnent en conjonction avec le système nerveux somatique (une partie du système nerveux périphérique), qui joue un rôle vital dans l'initiation et le contrôle des mouvements du corps. Ce système est responsable de presque tous les mouvements musculaires volontaires, ainsi que du traitement des informations sensorielles qui arrivent via des stimulis externes, notamment l'ouïe, le toucher et la vue.

Bien que la respiration fasse partie du système nerveux autonome, nous pouvons la contrôler à volonté.

Respirer est plus qu'un simple acte biochimique ou physique ; il ne suffit pas de déplacer le diaphragme vers le bas et d'aspirer de l'air pour nourrir les cellules affamées et éliminer les déchets. Les dizaines de milliards de molécules que nous introduisons dans notre corps à chaque respiration jouent également un rôle plus subtil, mais tout aussi important. Ils influencent presque tous les organes internes, leur disant quand s'allumer et s'éteindre. La respiration est un interrupteur d'alimentation vers le vaste réseau appelé système nerveux autonome.

Le système nerveux sympathique

Ce système envoie des signaux stimulants à nos organes, leur disant de se préparer à l'action. Une profusion des nerfs de ce système sont répartis au sommet des poumons. Lorsque nous vivons des moments désagréables, stressants ou dangereux, le corps redirige le flux sanguin des organes moins vitaux comme l'estomac et la vessie et l'envoie aux muscles et au cerveau. La fréquence cardiaque augmente, l'adrénaline monte, les vaisseaux sanguins se contractent, les pupilles se dilatent, les paumes transpirent, l'esprit s'aiguise. Les états sympathiques aident à soulager la douleur et empêchent le sang de s'écouler si nous nous blessons. Ils nous rendent plus méchants et plus maigres, ce qui nous permet de lutter plus fort ou de courir plus vite face au danger.

Mais nos corps sont construits pour rester dans un état d'alerte sympathique accrue uniquement pour de courtes périodes, et seulement occasionnellement. Bien que le " stress sympathique " ne prenne qu'une seconde pour s'activer, le désactiver et revenir à un état de relaxation et de restauration peut prendre une heure ou plus. C'est ce qui rend la nourriture difficile à digérer après un accident, pourquoi les hommes ont du mal à avoir des érections et pourquoi les femmes ne peuvent souvent pas avoir d'orgasme lorsqu'elles sont bouleversées.

Pour toutes ces raisons, il semble étrange et contre-intuitif de se placer volontairement dans un état prolongé de " stress sympathique " extrême et de le faire tous les jours. Pourquoi vous rendre étourdi et anxieux ? Et pourtant, pendant des siècles, les anciens ont développé et pratiqué des techniques de respiration qui faisaient exactement cela.

La réponse à cette question est qu'elle engage le nerf vague. Nous permettre de respirer lentement ouvrira la communication le long du réseau nerveux vagal et nous détendra dans un état parasympathique. Mais respirer rapidement et lourdement, intentionnellement et volontairement, inverse la réponse du nerf vague, nous plongeant dans un état de stress. Il nous apprend à accéder consciemment au système nerveux autonome et à le contrôler, en l'activant délibérément sous un stress intense, afin que nous puissions l'éteindre quand nous le voulons et pouvoir nous détendre et nous restaurer, nous nourrir et respirer.

L'exploratrice et écrivaine bouddhiste française Alexandra David-Neel dans son livre " Mon voyage à Lhassa " (1927) a écrit que faire un type spécifique de respiration (Tummo) gardait son corps au chaud par temps glacial, peu de gens la croyaient, et croyaient encore moins que ce type de respiration pourrait contrôler les fonctions immunitaires et les maladies.

Le système nerveux parasympathique (SNP)

Ce système stimule la relaxation et la restauration. La sensation de douceur que vous ressentez pendant un long massage ou la somnolence que vous ressentez après un gros repas se produit parce que le système nerveux parasympathique envoie des signaux à votre estomac pour digérer et au cerveau pour pomper des hormones de bien-être telles que la sérotonine et l'ocytocine dans votre circulation sanguine. La stimulation parasympathique ouvre les vannes de nos yeux et fait couler les larmes. Il provoque la salivation avant les repas, desserre les intestins pour éliminer les déchets et stimule les organes génitaux avant les rapports sexuels.

Plus nous inspirons profondément et doucement, et plus nous expirons longtemps, plus le cœur bat lentement et plus nous devenons calmes.

L'excitation sexuelle est contrôlée par le système parasympathique et est généralement accompagnée, ou peut être induite, par des respirations douces et faciles. Pendant ce temps, les orgasmes sont une réponse sympathique et sont souvent précédés d'une respiration rapide, courte et aiguë.

Le système nerveux entérique (SNE)

Aussi appelé système nerveux intrinsèque, c'est l'une des principales divisions du système nerveux autonome (SNA) et il se compose d'un système maillé de neurones qui régit la fonction du tractus gastro-intestinal. Il peut agir indépendamment des systèmes nerveux sympathique et parasympathique, bien qu'il puisse être influencé par eux. Le SNE est surnommé le " deuxième cerveau " ou " le cerveau de l'intestin ". Il est dérivé des cellules de la crête neurale. Lorsqu'il a besoin de communiquer avec le cerveau, il communique via le nerf vague et l'axe intestin-cerveau.

Le système nerveux entérique chez l'homme est constitué d'environ 500 millions de neurones (y compris les différents types de cellules Dogiel), soit 0,5 % du nombre de neurones du cerveau, cinq fois plus que les cent millions de neurones de la moelle épinière humaine, et environ 2/3 autant que dans tout le système nerveux d'un chat. Le système nerveux entérique est intégré dans la muqueuse du système gastro-intestinal, commençant dans l'œsophage et s'étendant jusqu'à l'anus.

Le système nerveux entérique peut fonctionner indépendamment du cerveau et de la moelle épinière, mais repose sur l'innervation du système nerveux autonome via le nerf vague et les ganglions prévertébraux chez les sujets sains. Cependant, des études ont montré que le système est utilisable avec un nerf vague sectionné.

Les neurones du système nerveux entérique contrôlent les fonctions motrices du système, en plus de la sécrétion d'enzymes gastro-intestinales. Ces neurones communiquent via de nombreux neurotransmetteurs comme le SNC, notamment l'acétylcholine, la dopamine et la sérotonine. La présence importante de sérotonine (90 %) et de dopamine (50 %) dans l'intestin sont des domaines de recherche clés pour les neuro-gastro-entérologues. Le SNE synthétise non seulement la sérotonine et la dopamine, mais aussi des opioïdes contre la douleur.

L'intestin et au-delà : le système nerveux entérique dans les troubles neurologiques

Le système nerveux entérique (SNE) est grand, complexe et particulièrement capable d'orchestrer les comportements gastro-intestinaux indépendamment du système nerveux central (SNC). Un SNE intact est essentiel à la vie et le dysfonctionnement du SNE est souvent lié à des troubles digestifs. Le rôle du SNE dans les troubles neurologiques est également devenu de plus en plus évident. La structure et la neurochimie du SNE ressemblent à celles du SNC. Par conséquent, les mécanismes pathogènes à l'origine de troubles du SNC pourraient également entraîner un dysfonctionnement du SNE, et les nerfs qui relient le SNE et le SNC peuvent être des vecteurs de propagation de la maladie. L'alliance intestin-cerveau a accru la conscience en tant que contributeur à la santé, mais un axe intestin-cerveau qui contribue à la maladie mérite une attention égale.

Remarque : La neuro-gastro-entérologie englobe l'étude du cerveau, de l'intestin et de leurs interactions en rapport avec la compréhension et la prise en charge de la motilité gastro-intestinale et des troubles gastro-intestinaux fonctionnels. Plus précisément, la neuro-gastro-entérologie se concentre sur les fonctions, les dysfonctionnements et les malformations des divisions sympathique, parasympathique et entérique du tube digestif. Le terme décrit également une sous-spécialité médicale de la gastro-entérologie dédiée au traitement de la motilité et des troubles gastro-intestinaux fonctionnels.

Sources : Meenakshi Rao & Michael D. Gershon, Nature Reviews Gastroenterology & Hepatology ; European Society of Neuro gastroenterology and Motility ; The University of Queensland, Australia (Queensland Brain Institute) ; Physopedia.

38. Le nerf vague et la respiration consciente

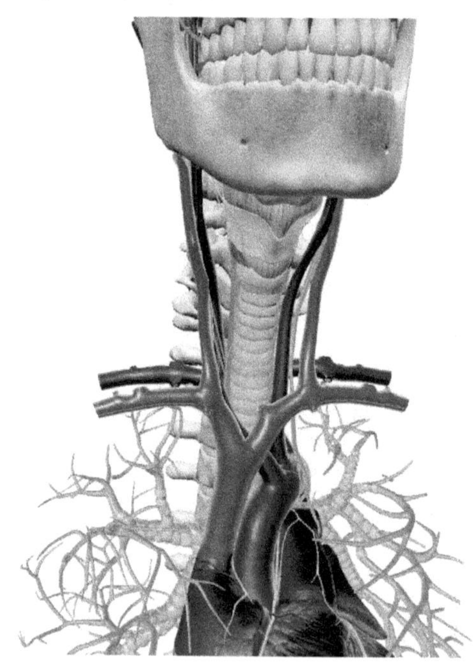

Le nerf vague joue un rôle important dans le lien entre nos poumons et notre bien-être.

La respiration joue un rôle clé dans notre santé car le nerf vague s'étend dans le muscle lisse des poumons et du cœur. Rappelez-vous que le système nerveux sympathique est associé à des respirations rapides et intenses dans les poumons supérieurs, une condition souvent appelée sur-respiration ou hyperventilation.

En revanche, une expiration longue et lente déclenche une réponse du nerf vague qui envoie des communications à la moelle allongée du tronc cérébral pour inhiber la respiration excessive. Ce processus déclenche le réflexe de Hering-Breuer dans lequel le ralentissement de la fréquence respiratoire entraîne une augmentation du dioxyde de carbone dans le sang et la moelle réinitialise le rythme respiratoire en réponse au changement de CO_2. En fin de compte, le réflexe Hering-Breuer inhibe la respiration excessive et aide à restaurer un sentiment de sécurité.

Nous avons différents états de notre système nerveux. Chacun nous aide à gérer des situations différentes. Nous sommes censés cultiver la flexibilité du système nerveux, ce qui signifie que nous pouvons tolérer une gamme d'états d'excitation différents sans rester bloqués dans des états d'hyper ou d'hypo-excitation. Le pranayama englobe de très nombreux schémas respiratoires différents. Chacun nous sert de différentes manières et nous pouvons utiliser différentes stratégies de respiration à différents moments pour faciliter notre bien-être. Certains sont énergisants, d'autres facilitent la relaxation, d'autres purifient et d'autres équilibrent l'esprit et le corps.

Il est important de construire une relation consciente avec les nombreuses façons dont votre corps communique avec vous tout au long de la journée. Vous pouvez apprendre à écouter les signaux de votre corps qui indiquent que vous avez besoin de nourriture, d'eau, de mouvement, de toucher et de repos. Au fur et à mesure que vous expérimentez des pratiques de respiration, vous apprenez également à écouter les commentaires de votre corps sur les pratiques de respiration qui servent vos objectifs à un moment donné. La respiration consciente et le nerf vague signifient que vous écoutez et vous connectez à la sagesse inhérente à votre corps.

Arrêtons-nous un peu plus sur le nerf vague :

Au centre de notre corps se trouve un long réseau de nerfs sinueux et méandreux qui s'étend de notre moelle à travers la poitrine jusqu'au-delà de notre estomac, se connectant à tous les principaux organes internes du système digestif. C'est le nerf le plus long et le plus ramifié du système nerveux parasympathique, le 10e des 12 nerfs crâniens. Il régule les aspects critiques de la physiologie humaine, notamment la fréquence cardiaque, la pression artérielle, la transpiration, la digestion et même la parole. Pour cette raison, la science médicale a longtemps cherché des moyens de moduler la fonction de ce nerf.

Dans le thorax, le nerf vague traverse le médiastin et se divise en deux branches, le nerf vague gauche et droit, par conséquent, leurs actions sont différentes. Le nerf vague gauche passe entre la bronche gauche et la partie descendante de l'aorte. Le nerf vague droit passe entre la bronche droite et le pédicule pulmonaire. Les deux nerfs se réunissent dans l'abdomen par le trou de l'œsophage dans le diaphragme.

Le nerf vague gauche est vital car il régule la fréquence cardiaque et les sécrétions digestives. Il a également un rôle important pour le palais mou et le pharynx. Il nous permet de ressentir la douleur et la sensibilité dans le larynx, le pharynx, l'épiglotte et dans le palais mou lui-même. C'est aussi l'une des raisons pour lesquelles nous utilisons Kechari Mudra tout le temps dans GPBALANCE.

Entre autres fonctions, le nerf vague droit alimente le nœud sinusal et sa stimulation peut produire une bradycardie sinusale, un type de rythme cardiaque lent. Un groupe spécial de cellules envoie le signal pour démarrer votre rythme cardiaque. Ces cellules se trouvent dans le nœud sino-auriculaire (SA). Normalement, le nœud SA déclenche le signal à environ 60 à 100 fois par minute au repos. Dans la bradycardie sinusale, le nœud se déclenche moins de 60 fois par minute.

Bien qu'il existe deux nerfs vagues, les médecins les appellent généralement ensemble " le nerf vague ".

Le plus important du nerf vague est peut-être qu'il s'agit du principal nerf parasympathique du corps, fournissant des fibres parasympathiques à tous les principaux organes de la tête, du cou, de la poitrine et de l'abdomen. Le nerf vague est responsable du réflexe nauséeux (et du réflexe de toux lorsque le conduit auditif est stimulé), du ralentissement du rythme cardiaque, du contrôle de la transpiration, de la régulation de la pression artérielle, de la stimulation du péristaltisme du tractus gastro-intestinal et du contrôle du tonus vasculaire.

Le nerf fonctionne en synergie avec un neurotransmetteur appelé acétylcholine. C'est le principal neurotransmetteur du système nerveux parasympathique. Cette synergie permet au nerf vague d'avoir une fonction autonome dans l'abaissement des battements cardiaques. L'abaissement du rythme cardiaque est propice à l'activation du système digestif en contractant les muscles lisses du tube digestif et en augmentant la sécrétion de la salive et des sucs digestifs.

Lorsque les niveaux de stress perçus sont très élevés, le nerf vague ralentit le rythme cardiaque, la circulation et les fonctions des organes. C'est ainsi que nos ancêtres reptiliens et mammifères ont développé la capacité de " faire le mort " il y a des centaines de millions d'années, pour conserver l'énergie et détourner l'agression lorsqu'ils sont attaqués par des prédateurs. Les humains font aussi le mort, car nous partageons les mêmes mécanismes dans la partie primitive de notre tronc cérébral. Nous appelons cela un évanouissement. Notre tendance à nous évanouir est contrôlée par le système nerveux vagal, en particulier notre sensibilité à la perception du danger. Certaines personnes sont si anxieuses et hypersensibles que leur nerf vague les fait s'évanouir aux moindres choses, comme voir une araignée, entendre de mauvaises nouvelles ou regarder du sang.

Un nerf vague sain est essentiel pour éprouver de l'empathie et favoriser les liens sociaux, et il est crucial pour notre capacité à observer, percevoir et prendre des décisions complexes. Les personnes dont l'activité vagale est altérée ont souvent un diagnostic de dépression, de troubles paniques, de troubles de stress post-traumatique (TSPT), de syndrome du côlon irritable, d'anxiété, de troubles paniques, de sautes d'humeur violentes, de fibromyalgie, d'Alzheimer précoce et d'obésité.

Les êtres humains ont un système nerveux autonome (SNA) qui est le système de régulation automatique des nerfs du corps qui effectue toutes les tâches de fond qui maintiennent le fonctionnement du corps. Le SNA est composé de trois sous-systèmes distincts, le système nerveux parasympathique (SNP), le système nerveux sympathique (SNS) et le système nerveux entérique (SNE)

Le système nerveux parasympathique est responsable de bon nombre de nos fonctions de repos telles que la diminution de la fréquence cardiaque, l'augmentation de l'activité digestive et des glandes et l'excitation sexuelle. Le système nerveux sympathique est principalement associé à la modulation des hormones et des neurotransmetteurs liés aux réponses " fuite ou combat ".

Le système nerveux entérique est généralement considéré par les scientifiques comme étant principalement impliqué dans la digestion des aliments, l'élimination des déchets et l'envoi de signaux de satiété/faim au cerveau. Cependant, cela n'explique pas pourquoi 90% des fibres nerveuses du SNE vont exclusivement de la région de l'estomac, à travers le nerf vague, jusqu'au cerveau.

De plus, 95% de la sérotonine du corps est produite dans l'intestin, et non dans le cerveau comme la plupart des gens le supposerait, ce qui rend encore plus probable que la fonctionnalité totale du SNE soit bien supérieure à la gestion de nos besoins gastro-intestinaux. Quand vous arrêtez de considérer que 90 à 95 % de nos pensées se produisent dans notre subconscient, et que l'idée que le système nerveux entérique est aussi l'organe du subconscient, est-il surprenant que la plupart des fibres nerveuses entre les deux systèmes proviennent du SNE ou que la majeure partie de la sérotonine est également produite dans le SNE ?

Le système cérébro-spinal est l'organe de l'esprit conscient et c'est le canal par lequel nous recevons la perception consciente des sens physiques et exerçons un contrôle sur les mouvements du corps. Alors que le cerveau est le centre de contrôle du système nerveux céphalo-rachidien ou central (SNC), le SNE a une masse ganglionnaire dans le ventre connue sous le nom de plexus solaire, souvent appelé notre deuxième cerveau, comme son unité centrale de traitement, et il en est donc le coprocesseur à partir duquel la plupart de nos tâches quotidiennes sont exécutées. Lorsque les choses dans notre vie deviennent une " seconde nature ' elles sont effectivement traitées par notre SNE plutôt que par notre SNC.

C'est notre nerf vague qui fournit la passerelle entre les deux systèmes. Étant donné que le nerf vague agit comme le tableau de distribution central entre nos deux systèmes nerveux, il ne faut pas s'étonner qu'une altération du fonctionnement de ce nerf puisse entraîner tant de conditions et de problèmes différents.

La tendance naturelle de notre conscience est de compartimenter les tâches fastidieuses afin que le cerveau puisse se concentrer sur des activités prioritaires. Au fur et à mesure que nous traversons la vie et apprenons à faire des choses, comme lacer nos chaussures, il faudrait beaucoup trop de la capacité de notre cerveau pour se concentrer sur chaque petit aspect de la vie, donc une fois que la plupart des choses sont apprises avec notre conscience consciente, elles deviennent remises à nos systèmes d'arrière-plan automatiques. Au fil du temps, de plus en plus de tâches répétitives partent de notre esprit conscient pour se produire dans notre subconscient.

Lorsqu'un athlète fonctionne à des niveaux presque parfaits, c'est parce qu'il fonctionne pratiquement et littéralement presque inconsciemment et fonctionne entièrement grâce à son SNE. Et quand quelqu'un a une intuition, ou en d'autres termes, qu'il a un " instinct " cette information lui parvient par le plexus solaire, de même que lorsque nous disons que quelqu'un a appris à jouer une chanson " par cœur " ce serait probablement plus exact de dire qu'ils ont appris à jouer par le plexus solaire !

De nombreux symptômes, généralement désagréables, peuvent découler du dysfonctionnements du nerf vague : rigidité du cou, douleurs inexpliquées au niveau des vertèbres cervicales, maux de tête, ou problèmes digestifs. Un dysfonctionnement du nerf vague peut également produire des rougeurs au visage, un rythme cardiaque irrégulier, une transpiration excessive et une sensation de froid aux extrémités. De plus, il pourrait être à l'origine de la maladie de Ménière, un trouble de l'oreille interne pouvant entraîner des étourdissements (vertiges) et une perte auditive.

Au début de sa trajectoire, le nerf vague est en contact avec l'Atlas, la première vertèbre cervicale. Une mauvaise mobilité de cette vertèbre peut irriter le nerf vague et perturber ses fonctions.

Pendant des décennies, la procédure de vagotomie (coupe du nerf vague) était un pilier du traitement de l'ulcère peptique, car c'était un moyen de réduire la quantité d'acide peptidique produite par l'estomac. Cependant, la vagotomie a eu plusieurs effets indésirables et, avec la disponibilité d'un traitement plus efficace, elle est maintenant beaucoup moins utilisée.

Aujourd'hui, la médecine utilise la stimulation du nerf vague (VNS), une procédure dans laquelle un dispositif comme un stimulateur cardiaque est implanté sous la peau et envoie des impulsions régulières d'énergie électrique au cerveau par le nerf vague pour prévenir ou réduire les crises. En outre, il s'est avéré très efficace pour les patients souffrant d'anxiété, de dépression et de maladies auto-immunes. Les humains ont deux méthodes naturelles mais involontaires de VNS qui ont longtemps été considérées comme thérapeutiques, à la fois le rire et les pleurs. Il existe de nombreuses preuves scientifiques suggérant que le rire et les sanglots sont extrêmement bénéfiques pour notre santé et dans le contexte de la recherche sur le nerf vague, il est évident que ces deux actes peuvent favoriser la guérison et le bien-être grâce à l'augmentation de la stimulation vagale.

Cependant, les puissantes techniques de respiration que nous utilisons dans GPBALANCE stimulent naturellement le nerf vague ainsi que les pratiques associées des asanas de yoga, du pranayama et de la méditation qui ouvrent efficacement ce canal vital d'énergie.

Sources : Encyclopedia Britannica ; Cleveland Clinic ; Medical News Today ; Healthline ; Mayo Clinic ; Physiopedia ; Kenhub - Learn Human Anatomy ; https://pubmed.ncbi.nlm.nih. gov/26473407/ Yuan H, Silberstein SD ; National Library of Medicine ; TeachMeAnatomy : Summary of the Cranial nerves ; Coline Charrier (ostéopathe à Montpellier).

39. Secrets de longévité

Nous avons trouvé des moyens de nettoyer nos villes et d'apprivoiser ou de tuer tant de maladies ayant détruit nos ancêtres. Nous sommes devenus plus alphabétisés, plus grands et plus forts. En moyenne, nous vivons trois fois plus longtemps que les personnes de l'ère industrielle. Il y a maintenant près de huit milliards de personnes sur la planète - mille fois plus de personnes qu'il y a 10 000 ans. Mais qu'en est-il de notre qualité de vie ?

Les secrets de longévité du yoga, et les 7 élixirs de longévité et de bien vieillir présentés dans ce tome 4, nous montrent comment vivre plus longtemps et en bonne santé.

Les anciens yogis ont découvert que manger et respirer moins prolongeait la vie humaine. Dans de nombreux textes de yoga, vous pouvez lire que " chaque personne naît avec une quantité fixe de nourriture et un nombre fixe de respirations ". Dans d'autres textes, vous pouvez lire : " Chaque personne naît avec un nombre fixe de battements de cœur ". La science occidentale a récemment et unanimement convenu, au moins sur les deux premières affirmations, et de nombreux scientifiques commencent à s'entendre sur la relation entre les battements cardiaques et la durée de vie.

La restriction calorique est une stratégie bien connue pour vivre plus longtemps. Dans le livre sur la bonne alimentation, l'un des élixirs de jeunesse, je vais vous montrer la science derrière manger moins et vivre plus longtemps. Pour l'instant, je vous dirai juste que ma mère ne fait qu'un seul repas par jour, et une petite portion. Elle a 104 ans !

Idéalement, nous devrions respirer et manger moins si nous voulons nous sentir jeunes dans la vieillesse. Tout le monde sait que les animaux qui ne respirent que quelques fois par minute vivent plus longtemps que ceux qui respirent rapidement.

La situation idéale est de pouvoir changer la respiration spontanée normale à environ six respirations par minute. La recherche montre que cela nous permet d'influencer le système nerveux autonome, qui peut être perturbé par le stress, en particulier le stress à long terme. Lorsque vous ralentissez à 6 respirations par minute, cela stimule le nerf vague, augmentant la variabilité cœur-respiration, la synchronicité de votre respiration et de votre rythme cardiaque et augmente la sensibilité des biorécepteurs.

La variabilité cœur-respiration (que nous verrons dans un chapitre séparé), est la variation de l'intervalle de temps entre les battements cardiaques consécutifs en millisecondes. Une variabilité cœur-respiration plus élevée est associée à une morbidité et une mortalité réduites, et à une amélioration du bien-être psychologique et de la qualité de vie .

Le magazine Theoretical Ecology dans son édition de février 2022, propose un article de l'astrophysicien chilien Andrés Escala, directeur d'astronomie à l'Université du Chili et PhD à l'Université de Yale et Stanford, corrigeant la loi de Kleiber. Cette loi, issue des travaux de Max Kleiber date de 1932, et fait partie des lois fondamentales de la biologie. Selon cette loi, le métabolisme d'un animal - respiration, circulation sanguine et digestion, entre autres processus - peut être prédit en calculant son poids corporel élevé à la puissance 0,75. Cette phénoménologie a été décrite pour un large éventail d'organismes, y compris certaines algues et plantes. En termes plus simples, la loi de Kleiber stipule que notre métabolisme ne croît pas proportionnellement à notre poids corporel. Cela signifie que si une personne pèse 50 kilos et une autre 100 kilos, le métabolisme de la personne la plus lourde n'est pas deux fois plus élevé. Cette loi a été sévèrement critiquée pour des raisons théoriques et empiriques. Comme toute loi, elle était considérée comme inébranlable, jusqu'à ce que le scientifique Escala la contredise.

En 1961, Kleiber publie un livre intitulé " Le feu de la vie " une métaphore qui inclut toutes les espèces terrestres. Escala dit que la faiblesse de la loi de Kleiber ne se trouve pas dans la variabilité des différents organismes, mais dans une mauvaise formulation mathématique. Il prouve par exemple, que le nombre de battements cardiaques d'un organisme vivant est assez constant, et pas seulement pour les mammifères.

Revenant à la respiration et à la longévité, Escala dit que les organismes vivants pesant, d'un millionième de gramme à plusieurs tonnes, ont le même cycle respiratoire tout au long de leur vie. Cela signifie que leur vie en est prédéterminée. Les humains vivent plusieurs décennies ; les baleines boréales et les tortues terrestres des Galapagos vivent plus de 200 ans, et certaines mouches ne vivent qu'une journée.

Un cycle respiratoire est ce qu'il nous faut pour inspirer et expirer, quelques secondes seulement. Une tortue des Galapagos respire beaucoup plus lentement, quatre fois plus lentement qu'un être humain, et une mouche en une fraction de seconde. Ainsi, chaque organisme vivant a des cycles respiratoires différents.

Les radicaux libres sont un sous-produit de notre processus respiratoire. Ils s'oxydent et nous vieillissent. Vous pouvez voir les dommages qu'ils causent également dans notre peau : nous perdons du collagène et de l'élastine favorisant les rides.

Outre les techniques de respiration, comme nous le verrons plus loin dans le livre sur l'alimentation, vous pouvez trouver des stratégies pour combattre les radicaux libres, comme consommer des antioxydants, également connus sous le nom de " piégeurs de radicaux libres " qui peuvent protéger et inverser certains dégâts. Dans le livre sur la science de l'exercice, il y a aussi plusieurs stratégies pour réduire la sarcopénie et la mort prématurée, et bien sûr, tout ce que vous avez déjà vu (ou verrez) dans les livres 2 et 3 et dans le reste des livres de la collection GPBALANCE.

Ainsi, afin de ne pas vieillir si vite, nous devons respirer régulièrement pendant toute la journée et la nuit beaucoup plus lentement que ce à quoi nous sommes habitués, et le faire inconsciemment, comme nous respirons normalement.

Plus tôt, dans le chapitre 30, j'ai parlé de la Respiration Intermittente, un bon moyen de commencer à moins respirer et dans le chapitre consacré à la Respiration de la Lune, vous trouverez plusieurs techniques qui vous permettront de mieux dormir, de respirer moins et de vous sentir bien !

Pour le docteur Escala, le prochain domaine d'investigation est de " lier l'universalité des battements cardiaques à la mort naturelle chez l'homme due à des dommages irréparables à nos cellules dus à la consommation d'oxygène et à des sous-produits tels que les radicaux libres ".

Votre cœur bat environ 100 000 fois en une journée et environ 35 millions de fois en un an. Au cours d'une vie moyenne, le cœur humain bat plus de 2,5 milliards de fois. On sait depuis longtemps que la durée de vie est inversement liée à la fréquence cardiaque au repos dans la plupart des organismes. Cette association entre la fréquence cardiaque et la survie a été attribuée au taux métabolique, qui est plus élevé chez les petits animaux et est directement associé à la fréquence cardiaque. Des études ont montré que la fréquence cardiaque est liée à la survie chez des individus apparemment en bonne santé et chez des patients atteints de différentes maladies cardio-vasculaires sous-jacentes. Une diminution de la fréquence cardiaque due à des interventions thérapeutiques peut entraîner une augmentation de la survie. Cependant, de nombreux facteurs régulent la fréquence cardiaque et il est tout à fait plausible qu'ils puissent indépendamment affecter l'espérance de vie. Néanmoins, une fréquence cardiaque rapide elle-même affecte le système cardiovasculaire de multiples façons (elle augmente le travail ventriculaire, la consommation d'oxygène myocardique, le stress endothélial, la rigidité aortique/artérielle, diminue l'apport d'oxygène myocardique, etc.) qui, à son tour, peut affecter la survie.

Les anciens yogis par diverses techniques pouvaient réduire à volonté leurs battements cardiaques ce qui prolongeait leur vie. Pendant la méditation profonde, mon rythme cardiaque chute à 50-53 battements par minute.

Source : Theoretical Ecology magazine, February 2022 ; Kleiber, " The fire of life " 1961.

III
Troisième Partie

*" Il est de notoriété publique que notre consommation
quotidienne de nourriture et d'eau doit être d'une
certaine qualité et quantité. Trop ou trop peu implique
des problèmes. Il en va de même pour la respiration "*

40. Introduction

Dans cette troisième partie, vous trouverez des suggestions
pratiques pour augmenter votre vitalité et votre santé hormonale.
Les deux piliers de cette troisième partie sont les 14 techniques
de respiration lunaire et les 2 techniques de respiration solaire. Je
vous suggère de les essayer et de voir comment vous vous sentez,
pas seulement une fois, plusieurs fois. Les techniques doivent être
incorporées, c'est-à-dire ressenties avec le corps et l'esprit. Outre
ces deux piliers, j'ai également écrit sur quelques respirations qui
sont très puissantes. De nombreuses personnes dans le monde
pratiquent ces respirations car elles se sont avérées très efficaces.

Les noms des techniques peuvent avoir changé au fil des ans, elles
peuvent avoir été réutilisées et reconditionnées dans différentes
cultures à différents moments pour différentes raisons, mais elles
n'ont jamais été perdues et nous continuons à les pratiquer. Outre
les différents noms et approches, dans GPBALANCE, nous les
utilisons toutes, sachant qu'il existe des preuves scientifiques
solides les soutenant. Ces techniques nous aident à étirer nos
poumons et à redresser notre corps, à stimuler le flux sanguin,
à équilibrer nos esprits et nos humeurs et à exciter les électrons
de nos molécules. Ils offrent la magie de la vie qui se déploie à
chaque nouvelle respiration, et ce faisant, nous dormons mieux,
courons plus vite et vivons plus longtemps en bonne santé.

Je suis très optimiste sur le fait que, si vous suivez les principes et pratiquez les techniques décrites dans ce livre ainsi que celles du livre 10, vous augmenterez régulièrement votre SCORE BOLT en profitant de ses avantages indéniables, en améliorant votre santé et vos performances sportives.

Enfin, si vous avez des questions ou si vous souhaitez simplement me parler de vos expériences personnelles avec les techniques de respiration, n'hésitez pas à m'écrire. Vous pouvez me contacter directement à gustavo@yogashala.cl

41. Respiration de la lune et du soleil

" Les huit types de chercheurs ", " Les quatre plus grandes priorités ", " Les quatre secrets de l'année du Tigre ", " Les quatre phases du chemin ", " Les huit types de disciples ", " Les seize supports du chemin intégral ", " Les quatre valeurs anciennes ", " Les quatre réalités qui vous éveillent ", " Les quatre ennemis de la connaissance ", " Les seize raisons d'être reconnaissant ", " Les quatre niveaux de Condor Blanco " etc. sont quelques conférences de " Condor Blanco " connu sous le nom de " Suryawan Solar " qui, avec sa fille Sol Devanita, enseigne des techniques basées sur les connaissances chamaniques chiliennes principalement aux disciples brésiliens et chiliens dans les montagnes de Pucón au sud du Chili. Suryawan Solar est un leader charismatique qui a de nombreux adeptes ainsi que des détracteurs, et qui, comme vous pouvez le lire, a créé un bon nombre de possibilités pour vous aider à vivre une vie meilleure et à être une personne meilleure et autonome.

En yoga, et plus particulièrement en GPBALANCE, il n'y a pas beaucoup de possibilités. Dans le cas des postures physiques par exemple, il n'y a que des postures passives et actives. La méditation, un aspect très important du yoga, peut aussi se faire de deux manières : avec support (se concentrer sur la respiration ou un Mantra, etc.) et sans support (juste observer l'esprit) et quand il s'agit de respirer il n'y a qu'un manière : activer le système nerveux autonome qui est crucial pour maintenir l'homéostasie, qui régule presque tous les organes du corps à travers le système nerveux parasympathique (lune) et sympathique (soleil), et les deux peuvent être activés par la respiration. Lorsque ces deux systèmes nerveux sont en équilibre, on peut dire qu'on est en bonne santé. La respiration de la Lune et du Soleil nous aide à atteindre cet objectif.

Il est vrai que certaines des techniques de respiration sont énergisantes, certaines facilitent la relaxation, certaines nettoient et certaines équilibrent l'esprit et le corps, mais toutes peuvent être séparées dans les deux catégories mentionnées ci-dessus : la respiration de la Lune et du Soleil, comme nous le ferons voir plus tard.

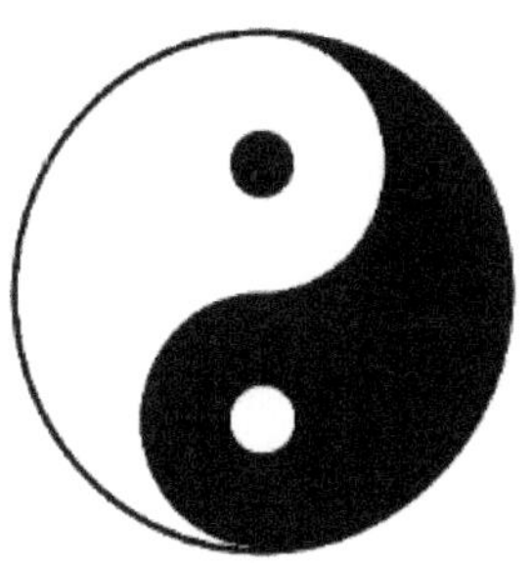

En Chine, cela s'appelle la voie du Tao, l'équilibre entre le Yin et le Yang. Le mot Tao, 道 prononcé " Dao " signifie " la voie " l'ordre naturel de l'existence.

La santé peut être définie comme un équilibre entre le stress et la relaxation. L'état d'équilibre est là où nous voulons toujours être. En d'autres termes, Yin et Yang, Hatha en sanskrit, représentent exactement cela : l'équilibre entre les contraires. Un peu de stress est bien s'il est suivi d'une détente. Le mot Ha représente le soleil, l'énergie masculine, et le mot Tha, représente la lune, l'énergie féminine.

Comme je l'écrivais en introduction de la première partie, la respiration réparatrice (lente) est très importante, et tout le monde peut la pratiquer quel que soit son âge ou sa condition physique. Le contraire de la respiration réparatrice est la sur-respiration (rapide et intense) elle est également très importante et nécessaire pour traiter les dysfonctionnements tels que les maladies auto-immunes, la scoliose et résister aux températures inférieures à zéro.

Dans les prochains chapitres nous verrons ces deux courants de respiration. Je ne peux que m'étonner de l'ingéniosité des anciens yogis qui pouvaient y penser il y a tant de siècles. La science moderne a tout validé, comme nous le verrons, sur la respiration yogique.

Avertissement

Les techniques de respiration expliquées dans ce livre ne sont pas une panacée générale pour toutes les maladies. Respirer rapidement, lentement ou pas du tout ne peut pas inverser un cancer de stade IV, mais peut aider à l'atténuer. Les problèmes graves nécessitent une attention médicale urgente. L'amélioration de l'alimentation et de l'exercice, l'élimination des toxines et des facteurs de stress ont un effet profond et durable sur la prévention et le traitement de la plupart des maladies chroniques modernes. La respiration est l'un des piliers manquants de la santé.

42. Respiration lunaire

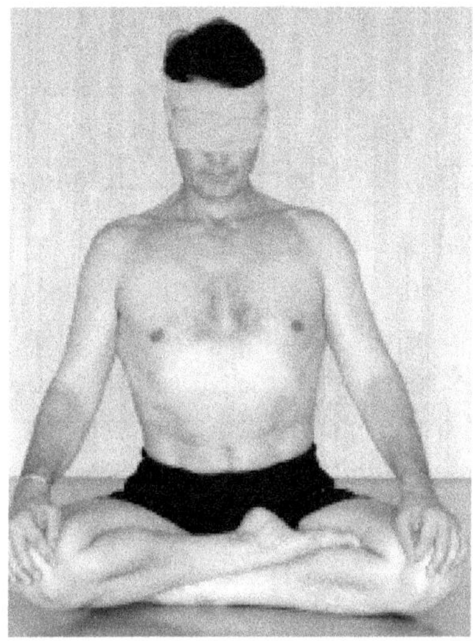

Gustavo pratiquant le Pranayama avec un super outil : Le bandeau

Comme je l'ai écrit plus haut, la respiration lunaire représente la partie " Tha " du Hatha Yoga, l'énergie lente, passive et féminine. Il existe plusieurs techniques ici que vous pouvez essayer pour découvrir les avantages indéniables de ce type de respiration.

Certaines techniques de respiration lunaire peuvent également être appelées " respiration réparatrice " car nous utilisons la respiration pour détendre le corps et l'esprit.

Au début, quand nous sommes nouveaux dans l'art de respirer et essayons d'observer consciemment notre souffle naturel, inconsciemment nous le modifions. Il existe donc deux manières de respirer : consciemment et inconsciemment. Dans le premier, le souffle est contrôlé, régulé à volonté et cela peut se faire lentement ou rapidement. C'est ce qu'on appelle le Pranayama et il est composé de nombreuses techniques que vous pouvez trouver dans n'importe quel livre de yoga. Dans le second, la respiration se fait d'elle-même, c'est-à-dire que nous ne réalisons même pas que nous respirons.

Le but de ce chapitre n'est pas d'expliquer chaque technique, mais de vous montrer une image générale. Bien sûr, certaines techniques importantes -et faciles- seront expliquées en raison de leur importance et parce qu'elles ont été étudiées par la science occidentale. Les techniques de Pranayama que nous utilisons dans GPBALANCE sont expliquées en détail dans le Livre 10.

La respiration lente est un outil puissant utilisé comme technique de relaxation. Ce que je vais expliquer ci-dessous va au-delà des techniques de respiration traditionnelles et bien connues que vous connaissez peut-être, et très probablement, vous ne les trouverez dans aucun livre de yoga. Respirer lentement et consciemment peut avoir d'énormes effets bénéfiques sur votre santé et votre bien-être physique et mental, surtout si vous êtes stressé, agité ou inquiet.

Patanjali, le père du yoga nous montrera le chemin.

Vous pouvez entraîner votre propre système nerveux et votre diaphragme à ralentir votre respiration. Découvrez par vous-même à quel point vous pouvez vous sentir incroyablement fantastique et vérifiez de temps en temps comment votre SCORE BOLT s'améliore.

42.1. Respiration de Patanjali (ou ne pas respirer)

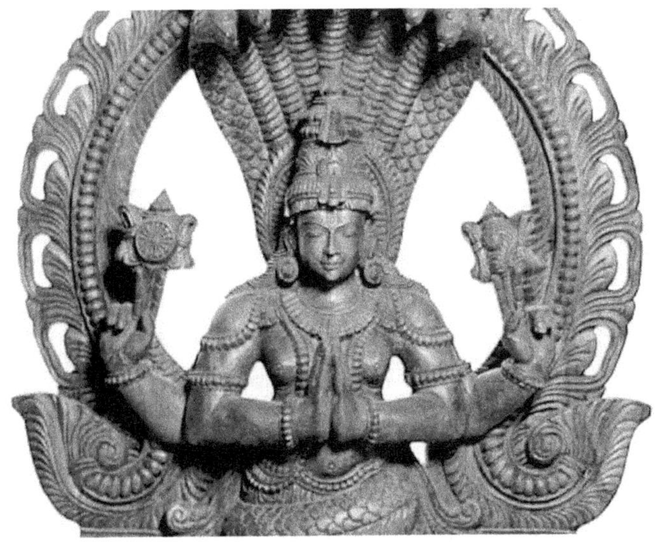

Dans le yoga moderne, considéré par la plupart des gens comme une autre forme d'exercice, le Pranayama consiste à synchroniser les mouvements du corps avec la respiration dans la pratique des Asanas (postures). Dans des textes anciens comme la Bhagavad Gita et les Yoga Sutras de Patanjali, Pranayama signifiait " arrêt complet de la respiration " .

Swami Yogananda écrit : " La véritable signification du pranayama, selon Patanjali, le fondateur de la philosophie du yoga, est l'arrêt progressif de la respiration, l'arrêt de l'inspiration et de l'expiration ".

Le Hatha Yoga Pradipika du XVe siècle déclare que Kumbhaka force le souffle dans le canal central Sushumna (permettant à Kundalini de s'élever et de provoquer la libération de l'esprit).

Kumbhaka, un mot sanskrit, signifie " pot " comparant le torse à un récipient plein d'air. Sahita Kumbhaka se produit lorsque la rétention du souffle devient naturelle lors de la pratique de Pratyahara, la cinquième des 8 branches du yoga. Kevala Kumbhaka est lorsque l'inspiration et l'expiration sont suspendues à volonté ou spontanément. En fait, on peut dire que c'est la dernière des 8 branches du yoga, " Samadhi " ou l'union avec le divin.

Lorsque la respiration est restreinte, les impulsions nerveuses sont arrêtées dans différentes parties du corps et les schémas des ondes cérébrales sont exploités. Plus la respiration est retenue longtemps, plus l'écart entre les impulsions nerveuses et leurs réponses dans le cerveau est grand. Lorsque la rétention respiratoire est maintenue pendant une période prolongée, l'agitation mentale est réduite. Techniquement parlant, et selon Patanjali, " le Pranayama est la cessation du mouvement d'inspiration et d'expiration " (Sutra 49). La rétention est importante car elle permet une plus longue période d'assimilation du Prana, tout comme elle laisse plus de temps pour l'échange des gaz dans les cellules, c'est-à-dire l'oxygène et le dioxyde de carbone.

Patanjali consacre 5 Sutras (aphorismes) sur les 195, au Pranayama. Il mentionne le Pranayama pour la première fois dans le Sutra 29 du deuxième livre, le livre sur la méditation.

*" Yama Niyama Asana Pranayama Pratyahara
Dharana Dhyana Samadhayah Astau Angani "*

Les huit parties ou membres, comme les branches d'un arbre, sont organiquement unis. Ce que nous devons éviter (Yama) et ce que nous devons observer (Niyama), vont ensemble. Ce sont eux qui soutiennent la pratique des membres restants. La posture (Asana), le contrôle du souffle (Pranayama) et l'intériorisation des sens (Pratyahara) concernent le corps et ses sens. L'intériorisation des sens est le pont vers le monde intérieur de la concentration (Dharana), de la méditation (Dhyana) et de la contemplation (Samadhi).

Puis, dans le Sutra 49, dans la section où Patanjali explique les techniques de méditation, il dit:

" Tasmin Sati Svasa Prasvasayoh Gati Vicchedah
Pranayama "

Déjà dans le Sutra 48, Patanjali nous dit que " rien ne peut perturber notre pratique de la méditation. Ni chaud ni froid, ni trop ni trop peu, ni dur, ni mou. Nous devrions être libres de l'influence des contraires ". Notre monde est fait de paires d'opposés. Lorsque les contraires entrent en conflit, nous sommes distraits. La méditation signifie détente mais il n'est pas possible de se détendre immédiatement. La persévérance donnera des résultats. Les moments de calme et d'immobilité augmenteront et seront plus fréquents. Nous pouvons même terminer une séance de méditation et avoir froid, ou nous raidir, ou nous rendre compte que nos jambes se sont endormies. Bien sûr, nous sommes comme ça depuis un moment mais nous ne nous en sommes pas rendu compte. Au fil des semaines et des mois, on constate un changement presque imperceptible : on prend tout sereinement, on laisse de côté ces choses qui nous dérangent sans regrets. La détente est la réponse. Le détachement est l'attitude. La méditation incite à la relaxation et au détachement.

Ainsi, dans le Sutra 49, il dit : " Lorsque vous pouvez faire cela, le contrôle de la respiration consiste en la modification du processus d'inspiration et d'expiration ". Patanjali nous conseille de nous asseoir dans une position confortable, de faire d'abord tous les ajustements nécessaires avec le corps, sinon vous ressentirez une gêne au fil du temps. Il est important de faire attention à la posture en premier. En faisant cela, vous entraînez votre esprit à ne faire qu'une seule chose à la fois. Petit à petit, quand cela (Tasmin) peut être fait (Sati), nous attirons notre attention sur le point suivant, " Pranayama " . De cette manière, le processus (Gati), c'est-à-dire le rythme et la durée de la respiration peut être modifié (Viccheda), aussi bien dans l'expiration (Svasa) que dans l'inspiration (Pravasa).

Dans le Sutra 50, il nous dit :

" Bahya Abhyantara Stambha Vrttih Desa Kala
Samhhyabhih Paridrstah Dirga Suksmah "

Patanjali dans ce Sutra explique le processus de respiration : Nous expirons (Bahya) ; nous inspirons (Abhyantara), et nous retenons le souffle (Stambha), après l'expiration ou après l'inspiration, ou après les deux. Le processus de respiration implique trois actions (Vrtti).

Tout cela peut être contrôlé ou régulé (Paridrsta). Nous pouvons réguler la profondeur (Desa) de la respiration, ou nous pouvons changer la durée (Kala) de chaque respiration. Nous pouvons également faire varier le nombre (Samhhya) de respirations dans chaque cycle respiratoire.

Dans la méditation, nous concentrons notre attention sur la respiration. Nous n'essayons pas de la changer. Nous venons l'observer. Il y a beaucoup à observer. Au moins cinq minutes sont nécessaires pour nous connecter avec le souffle. En faisant cela, nous ne nous préoccupons pas de nos soucis, de nos angoisses ou des erreurs que nous avons pu commettre. Petit à petit, nous remarquerons que notre souffle devient plus doux et plus long (Dirga), plus léger et délicat (Suksma).

Dans le Sutra 51, Patanjali explique le processus et le but du Pranayama :

" Bahya Abhyantara Visaya Aksepi Chaturthah "

Patanjali a mentionné trois éléments dans le processus de respiration : l'expiration, l'inspiration et la rétention. L'acte de focaliser l'esprit sur la respiration génère un quatrième élément : Chaturthah. Le souffle est devenu si doux, léger, long et délicat que nous ne savons plus du tout si nous respirons. L'esprit ne s'intéresse plus au corps ni à la respiration. Il se dirige vers l'immobilité. Il faut tout abandonner (Aksepa), en particulier l'acte (Visaya) d'inspirer ou d'expirer. Lorsque l'immobilité envahit l'esprit, vous ne saurez pas si vous expirez (Bahya) ou inspirez (Abhyantara). Le souffle est suspendu, et vous ne le remarquerez même pas. Il y a tellement de tranquillité, de sérénité, de paix...

C'est Kevala Kumbhaka. Ainsi, le quatrième n'est pas intéressé par le processus d'expiration ou d'inspiration.

Enfin, sur Sutra 52, Patanjali nous dit :

" Tatah Ksiyate Prakasa Avaranam "

Dans Kevala Kumbhaka, le voile qui bloque la lumière est enlevé. Pour Patanjali le Pranayama est de la plus haute importance car à travers lui (Tatah) l'observateur commencera à voir la lumière (Prakasa). Le voile (Avaranam) sera progressivement retiré (Ksiyate). C'est quoi ce voile ? Le voile est ce qui nous empêche de percevoir notre vrai moi.

La respiration de Patanjali (ou ne pas respirer) vous détend et en même temps, équilibre votre corps avec votre esprit. Il nettoie également complètement votre esprit!

42.2. La respiration durant la méditation

Le sage Patanjali nous dit que la méditation nous aide à éclaircir l'esprit en nous débarrassant de ses impressions subjectives et objectives. Lorsque cela se produit, nous assistons à un état de vide qui n'est pas une inconscience, un sommeil profond ou un état hypnotique. La déconnexion de l'ordinateur mental produit un vrai repos du corps et de l'esprit. C'est ce qu'on appelle la " paix mentale " .

La tortue symbolise ce qui arrive à l'esprit pendant la méditation. Comme la tortue qui retire sa tête et ses pattes dans la carapace, l'esprit retire les sens et quitte le monde extérieur pour vivre une nouvelle expérience, l'expérience de son monde intérieur. Ainsi, la méditation est une thérapie pour l'esprit. L'expérience spirituelle vient après.

La respiration est l'un des outils les plus utilisés lors de la méditation. Souvent, on nous conseille de nous asseoir correctement, le dos droit et les yeux fermés, et de concentrer toute notre attention sur le souffle qui entre et sort des narines. Nous ne devons pas essayer de contrôler la respiration ou de respirer de quelque manière que ce soit. Nous devons observer la réalité du moment présent, quel qu'il soit. Lorsque le souffle entre, nous sommes juste conscients - maintenant le souffle entre. Lorsque le souffle sort, nous sommes juste conscients - maintenant le souffle sort. Et quand nous perdons notre concentration et que notre esprit commence à vagabonder dans les souvenirs et les fantasmes, nous restons simplement conscients - maintenant mon esprit s'est éloigné de la respiration.

Idéalement, nous devrions passer au moins 10 à 15 minutes à le faire et, à mesure que nous observons la respiration sans nous y impliquer activement, la respiration deviendra de plus en plus douce, à un point tel qu'il sera difficile de la percevoir ou de la remarquer.

Si vous êtes un débutant, il est fort probable que de la salive s'accumule dans votre bouche. C'est parce que le corps aurait activé la réponse de relaxation, une condition nécessaire pour faire l'expérience de la méditation.

Dans le Livre 10, cinquième section, nous explorons la méditation, l'un des outils les plus puissants de GPBALANCE. En prêtant attention à la respiration, nous purifions, détendons et équilibrons l'esprit.

42.3. Technique de respiration Buteyko

Quand j'étais enfant, nous vivions à La Calera, c'était alors l'une des villes les plus laide et polluée du Chili à cause de l'usine de ciment. Mon père supervisait le service médical de l'usine. A cette époque, la ville était recouverte d'un brouillard permanent de poussière de ciment et les voitures et camions n'avaient pas de filtres pour les pots d'échappement. Je devais marcher jusqu'à l'arrêt de bus pour aller à l'école et comme la ville produisait du ciment, les camions occupaient les rues pour le transporter. J'ai alors appris à retenir mon souffle chaque fois qu'un camion passait. Je suis devenu un expert pour retenir mon souffle. Je ne savais pas que maintenant, en tant qu'adulte, dans un environnement écologique bien meilleur, que pour rester en bonne santé et améliorer ma vitalité, je devais encore une fois retenir mon souffle, mais cette fois après avoir expiré. Comme expliqué dans la deuxième partie, le docteur Buteyko a développé divers traitements basés sur la rétention du souffle après une expiration.

Dans ma pratique des Asanas, inconsciemment, et maintenant totalement consciemment, je retiens mon souffle quelques secondes après avoir expiré, et à chaque fois je sens que je peux le retenir de plus en plus longtemps sans devenir trop vite avide d'air. Plus haut, j'ai écrit sur la respiration intermittente, et c'est exactement ce que je voulais dire.

Je vais décrire ici ce que je fais quand je marche, de préférence pieds nus sur la plage ou dans le parc, mais aussi dans la rue aux premières heures de la journée. Je vous conseille de faire de même:

1. Après une expiration détendue et silencieuse, retenez votre souffle. (Jusqu'à ce que vous vous y habituiez, bouchez votre nez avec votre index et votre pouce)

2. Commencez à marcher. Dès que vous ressentez une petite soif d'air, inspirez en marchant jusqu'à ce que votre souffle se normalise. (Vous aurez l'impression d'avoir soif d'air car il y aura un mouvement involontaire de votre diaphragme et vous devrez inspirer). Répétez cela plusieurs fois. Marchez pendant

10 minutes en comptant à chaque fois le nombre de pas que vous faites jusqu'à ce que vous ressentiez le besoin de reprendre de l'air.

3. Au début, vous serez probablement capable de retenir votre respiration pendant 10 à 15 pas, mais avec de la pratique, de la persévérance et du temps, vous pourrez faire entre 60 et 80 pas sans avoir à respirer désespérément.

Vous pouvez également faire la même chose assis confortablement. C'est beaucoup plus facile, et la principale différence est que vous ne faites pas d'exercice et donc, ce n'est pas très exigeant.

Cette technique est très énergisante, mais en même temps, elle facilite la relaxation et apporte beaucoup d'oxygène supplémentaire aux cellules de votre corps.

Entraînement en haute altitude

C'est une technique souvent utilisée par les athlètes d'élite pour améliorer l'endurance et la forme cardiovasculaire. L'entraînement en haute altitude a d'abord attiré l'attention des entraîneurs et des athlètes lors des Jeux olympiques d'été de 1968 qui se sont tenus à Mexico à une hauteur de 2300 mètres. De nombreux athlètes en compétition ont découvert que lorsqu'ils retournaient au niveau de la mer, leurs performances dépassaient leur record personnel précédent, ce qui a incité les entraîneurs à se demander si les athlètes pourraient mieux performer s'ils vivaient ou s'entraînaient à haute altitude.

À haute altitude, l'air est rare, ce qui entraîne une réduction de la pression atmosphérique d'oxygène. Le corps s'adapte à cet environnement en augmentant le nombre de globules rouges. L'augmentation de la présence de globules rouges se traduit par une amélioration de l'apport d'oxygène aux muscles, une réduction de l'accumulation d'acide lactique et une meilleure performance globale, notamment une endurance plus longue et un risque moindre d'inflammation et de blessure. Bien sûr, l'entraînement en haute altitude n'est pas disponible pour la plupart d'entre nous, donc en apprenant à simuler un entraînement en haute altitude, vous augmenterez la capacité de transport d'oxygène de votre circulation sanguine, permettant à vos globules rouges d'alimenter de nouvelles capacités.

Si vous réduisez votre respiration grâce à la technique de respiration Buteyko et réglez correctement la quantité d'air que vous prenez, vous apprendrez à votre corps à respirer plus efficacement et vous deviendrez en meilleure santé.

42.4. Manipur Shuddhi

Le mot " Manipur " vient de Manipura Chakra et " Shuddhi " de Shuddh, qui signifie purifier. Vous pouvez faire cette pratique assis ou allongé. Elle ne doit pas durer plus de 10 à 15 minutes.

La première chose à faire est de détendre complètement le corps et de respirer aussi lentement et consciemment que possible par le nez. La deuxième partie consiste à compter votre respiration. N'oubliez pas qu'une inspiration et une expiration ne représentent qu'une seule respiration. Le défi consiste à compter votre respiration sans perdre le compte. Pour cela, vous devez être complètement alerte et concentré.

Commencez à ne compter que vos expirations. Commençons : inspirez très lentement par le nez. Une fois que les poumons sont confortablement pleins, expirez et dites mentalement " Un ". Continuez ainsi jusqu'à ce que vous comptiez la 21ème expiration. Ensuite, inspirez et, en expirant, dites " Vingt ". Continuez ainsi jusqu'à ce que vous atteigniez à nouveau " Un ". C'est un tour. Vous pouvez faire un, deux ou plusieurs tours. Ne faites pas d'erreur avec le comptage. Après cela, observez simplement votre esprit. Il sera très calme. Et, si vous le souhaitez, vous pouvez rester assis ou allongé.

C'est une excellente technique pour calmer et équilibrer l'esprit.

42.5. Nadi Shodhana Pranayama
Purifie et équilibre.

" Il est recommandé après une pratique d'Asana et avant une méditation ".

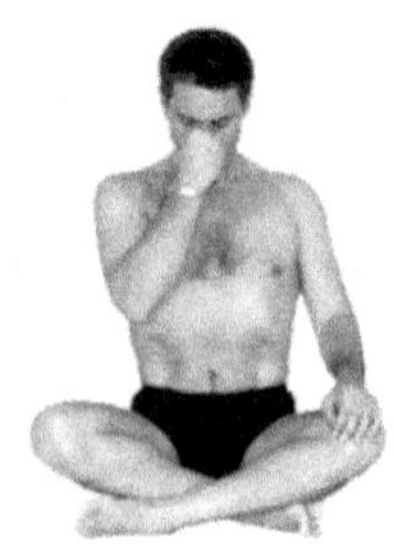

On l'appelle aussi " respiration alternée ".

Le stress est notre ennemi numéro un, non seulement il déséquilibre nos hormones, mais lorsqu'il devient chronique, on tombe malade. Ce pranayama calme l'esprit. Il nous amène rapidement à un état de Pratyahara (intériorisation), Dharana (concentration) et Dhyana (méditation).

Nadi signifie " canal " . Shodhana vient de " Shudh " qui signifie purifier. Ainsi, Nadi Shodhana est la purification des canaux subtils. L'un des objectifs de cette technique de respiration est d'équilibrer les énergies chaudes et froides dans le corps, mais surtout, permet la libre circulation de l'énergie à travers le canal principal, Sushumna.

Naturellement, plus d'air entre par une narine tout au long de la journée. C'est parce que le sang change son flux d'une narine à l'autre toutes les quatre-vingt-dix minutes. Du coup, l'une se ferme un peu et l'autre s'ouvre. La science a démontré que lorsque la narine gauche est plus ouverte, l'hémisphère droit est plus dominant, activant la créativité et l'émotivité. De l'autre côté, lorsque le côté droit est plus ouvert, l'hémisphère gauche est plus dominant, activant les fonctions analytiques et rationnelles de l'esprit.

Grâce à Nadi Shodhana Pranayama, les yogis ont pu modifier le rythme naturel de l'air qui entre par les narines en créant un équilibre entre les deux hémisphères du cerveau et le système nerveux : un équilibre entre excitation et relaxation (système nerveux sympathique et parasympathique).

Au fur et à mesure que le Prana passe à travers les narines revitalisant les deux hémisphères du cerveau, l'anxiété et le stress sont réduits et la clarté mentale augmente. Cette technique régule les niveaux de cortisol dans le sang ; améliore la capacité cognitive ainsi que les fonctions respiratoires et métaboliques ; le sang reçoit beaucoup d'oxygène ; équilibre l'activité d'Ida et de Pingala ; l'esprit devient très calme ; équilibre les systèmes nerveux sympathique et parasympathique et stimule les chakras et les glandes endocrines.

Dans le Livre 10, cinquième section, vous trouverez des explications détaillées sur la pratique de ce type de Pranayama. Dans tous les cas, ce Pranayama équilibre votre corps et votre esprit, en plus de vous détendre profondément.

42.6. Cinq minutes de respiration très, très lente

" Nous, les humains, sommes venus dans ce monde avec un nombre fixe de respirations, de battements de cœur et une quantité fixe de nourriture pour chacune de nos réincarnations " dit le yoga. Cela signifie que ceux qui respirent et mangent lentement et consciemment vivront beaucoup plus longtemps que ceux qui respirent et mangent rapidement. Lorsque le dernier souffle et le dernier morceau sont consommés, nous mourons. Et si ton cœur a battu trop vite, vite tu meurs !

Ainsi, moins nous respirons, moins notre coeur bat et moins nous mangeons, plus nous prolongeons notre vie.

Ceci est un test pour mesurer le nombre de respirations que vous faites par minute. Mais plus qu'un test, c'est un exercice pour vous entraîner à respirer lentement et consciemment. C'est une technique de méditation.

1. Asseyez-vous tranquillement et confortablement, le dos droit et un chronomètre à proximité.

2. Respirez normalement pendant quelques minutes. Mettez 5 minutes, fermez les yeux et commencez.

3. Inspirez par le nez aussi lentement que possible. Une fois que vous avez rempli vos poumons, commencez immédiatement à expirer aussi lentement que possible. Lorsque vous avez fini d'expirer, dites mentalement " un " (une respiration). Et recommencez immédiatement à inspirer, de la même manière et continuez à compter.

4. Continuez ainsi jusqu'à ce que le temps soit écoulé. Restez assis les yeux fermés pendant un moment et profitez des sensations agréables : vous êtes à la porte de la méditation.

5. Enregistrez le nombre de respirations lentes et conscientes que vous avez faites. Le lendemain, faites là même chose et comparez. Même si vous réduisez quelques respirations, c'est un progrès.

Il est recommandé de faire cet exercice aussi souvent que possible. Idéalement tous les jours le matin avant le petit déjeuner ou le soir avant le dîner. Cinq minutes par jour peuvent littéralement améliorer votre vie. Vous remarquerez beaucoup plus de tranquillité d'esprit, de clarté.

42.7. Ajapa Japa

C'est une technique efficace qui conduit naturellement à la méditation. Il est possible de le faire à continuation des deux techniques précédentes, ou vous pouvez commencer par celle-ci. La première chose est d'adopter une posture assise confortable. Détendez les aines, étirez votre dos et ouvrez votre poitrine. Détendez les muscles du visage, en particulier la peau entre les sourcils, les yeux, les oreilles, la langue et la gorge. Lèvres jointes, mais détendues, mâchoires détendues. Placez vos paumes sur vos genoux avec vos pouces et vos index en contact. Respirez doucement. Visualisez votre corps : ferme mais détendu à la fois. Maintenant, baissez un peu le menton et commencez Ajapa Japa :

Inspirez mentalement en comptant jusqu'à cinq. Remplissez vos poumons ; expirez en comptant jusqu'à cinq. Continuez ainsi quelques instants. Si vous avez déjà appris la respiration Ujjayi, commencez à faire les inspirations et les expirations en l'utilisant, doucement. Si vous ne l'avez pas encore appris, ne vous inquiétez pas : votre respiration deviendra plus profonde et plus longue sans forcer, continuez à être détendu. Pendant que vous continuez à respirer, visualisez une colonne d'air sous la forme d'un tuyau ou d'un tube transparent et lumineux placé entre votre nombril et votre gorge. Continuez à respirer à travers ce tuyau en entendant - si vous utilisez la respiration Ujjayi - le son doux et rythmé de votre respiration qui monte et descend dans le tuyau. Concentrez-vous sur cette action pendant quelques respirations supplémentaires, puis, pendant que vous inspirez, dites mentalement " SOOO " pendant que vous expirez par le tuyau, dites mentalement " HAM ". Continuez ainsi pendant quelques minutes de plus. Ensuite, continuez à respirer normalement et observez les pensées et les images qui peuvent apparaître sur votre écran mental sans vous impliquer. Enfin, visualisez dans l'espace entre vos sourcils une petite lumière qui éclaire votre moi intérieur.

Ajapa Japa signifie " récitation non récitée ". Soham signifie " Je suis cela ". Je recommande de le faire pendant au moins 10 à 15 minutes. Cette technique équilibre votre esprit et est en même temps très relaxante.

42.8. Pause entre l'inhalation et l'exhalation

Cette technique peut être la continuation de Ajapa Japa ou vous pouvez commencer par celle-ci.

Asseyez-vous confortablement. Fermez les yeux. Commencez par observer votre respiration normale sans essayer de la modifier. Laissez-le s'exprimer pendant quelques minutes et savourez la sensation. Maintenant, pouvez-vous sentir la pause après l'inspiration ? Et la pause après l'expiration ? Bien que très brève, c'est néanmoins une pause. Observez la pause entre l'inspiration et la prochaine expiration et la pause entre l'expiration et la prochaine inspiration. Bien que ce soit une très courte pause, elle existe. Regardez-la et percevez l'effet qu'elle a sur votre esprit. N'essayez pas de prolonger la pause. Au fur et à mesure que vous regardez la pause, elle semble devenir de plus en plus longue. Après avoir respiré ainsi et observé la pause pendant environ cinq à dix minutes, observez simplement votre esprit. Il sera totalement immobile. Vous êtes prêt à commencer votre méditation.

42.9. Expirer avec une paille

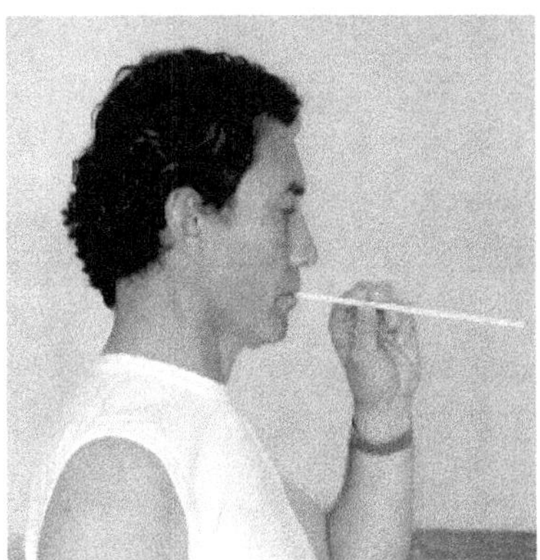

J'ai appris cette technique de Donna Farhi à Christchurch, en Nouvelle-Zélande. Son but est d'affiner la qualité du souffle et de reprogrammer le système nerveux en profondeur. Il est préférable de le pratiquer à la fin d'une séance de postures restauratrices.

C'est une technique puissante. Il apprend au corps à respirer principalement à partir du diaphragme. La paille est un obstacle ; par conséquent, le corps doit trouver une nouvelle façon plus efficace de respirer. En faisant cela, nous oublions notre esprit et le corps se réoriente. Comme nous le savons, la respiration diaphragmatique se fait d'elle-même, inconsciemment. Cela se produit lorsque nous lisons un bon livre ou lorsque nous dormons profondément. Autrement dit quand on profite de moments de calme et de détente.

Nous respirons normalement entre 15 et 17 fois par minute. Cinq minutes de respiration à travers une paille réduisent de plus de moitié le nombre de respirations par minute sans avoir la sensation d'avoir fait le moindre effort.

Cette technique est recommandée aux personnes qui respirent par la partie supérieure des poumons, aux personnes stressées ou ayant des problèmes de sommeil, ainsi qu'aux personnes souffrant d'asthme et ayant tendance à réduire leurs expirations.

Voici comment faire :

En video : https://youtu.be/nXsSOBE2TFg

Asseyez-vous tranquillement les paumes sur les genoux. Si vous êtes droitier, tenez la paille dans votre main droite ; si vous êtes gaucher, dans votre main gauche. En regardant un chronomètre ou une montre, comptez mentalement le nombre de respirations que vous pouvez faire en une minute. Vous en ferez probablement 15 à 17. Rappelez-vous encore une fois qu'une inspiration et une expiration sont une respiration.

Maintenant, inspirez profondément et remplissez vos poumons. Alors seulement, levez très lentement la main qui tient la paille et mettez-la entre vos lèvres et commencez à expirer lentement tout l'air que vous avez dans les poumons. Après avoir terminé, très lentement, abaissez votre main avec la paille vers votre genou. C'est une respiration. Continuez ainsi pendant les cinq minutes suivantes.

Après chaque expiration, l'inspiration se fera automatiquement. Lorsque le diaphragme initie l'inspiration, vous ressentirez une sorte d'onde qui traverse le centre de votre corps. Après avoir terminé les cinq minutes, observez votre esprit pendant un moment. Puis, en regardant votre chronomètre, respirez à nouveau normalement pendant une minute, comme au début. Avez-vous moins respiré ?

Lorsque cet exercice devient trop facile, veuillez augmenter le temps à dix minutes. Les bénéfices et les effets augmentent !

Remarques :

1. Tenez toujours la paille du bout des doigts lorsque vous expirez, afin de ne pas solliciter vos lèvres.

2. Faites toujours cette technique à jeun. Cela peut être fait avant le dîner. Cela vous aidera à dormir, car cela vous détendra.

Autrefois, les médecins chinois et ayurvédiques disaient que les maladies du corps et de l'esprit surviennent parce que l'énergie est piégée, bloquée. Si la respiration se bloque, c'est que le diaphragme est bloqué, et l'énergie aussi. Elle ne s'écoulera pas. Dans ce cas, il est urgent de débloquer le souffle. Respirer à travers une paille est un moyen très efficace de débloquer l'énergie piégée. Le diaphragme est très sensible aux émotions, et surtout, au stress.

42.10. Bhramari Pranayama

C'est l'une des techniques les plus apaisantes du pranayama classique. C'est super pour vous aider à vous endormir. A faire de préférence avant le dîner, à jeun. Elle active également le système nerveux parasympathique et comme dans la respiration avec la paille, elle nous aide à reprogrammer notre système nerveux. Elle aide également les personnes souffrant d'asthme.

Bhramari signifie " gastérophile " il s'agit d'un insecte. Cette technique vous amène à un état méditatif et vous laisse à la porte de la méditation. Son nom vient du fait que le son que nous produisons en pratiquant le Bhramari Pranayama ressemble à celui produit par un gastérophile. Le meilleur moment pour pratiquer est le soir car cela vous aide à dormir. Il a également d'autres avantages comme vous aider à diminuer l'anxiété, calmer l'esprit et augmenter vos niveaux d'oxyde nitrique. En outre, il active Anahata Chakra, le centre du cœur.

Sa pratique entre dans la catégorie appelée " Nada Yoga " ou le yoga du son. Si vous êtes familier avec la respiration Ujjay, je vous recommande d'inspirer en utilisant ce type de respiration, à l'expiration nous faisons le son du gastérophile, long et doux. La bouche reste fermée avec les lèvres légèrement écartées. Cela augmentera la production d'oxyde nitrique. Si vous pouvez expirer pendant 30 secondes, c'est génial !

Il y a plusieurs façons de faire ce pranayama. Voici comment je procède :

Je m'assieds confortablement, les paumes sur les genoux et je respire normalement pendant quelques instants. Puis j'inspire profondément par le nez et une fois mes poumons complètement remplis, très lentement je lève les bras et introduit le bout de mes index dans mes oreilles en bloquant tous les sons. Puis avec mes index placés dans mes oreilles, je commence à expirer en faisant le bruit du gastérophile. Long et doux. Alors, alors seulement, à poumons vides, je baisse les bras très lentement et j'inspire pour amorcer la seconde respiration. L'inspiration se fait d'elle-même.

Je le fais pendant 10 à 15 minutes. Après cela, je reste allongé dans la " position du cadavre " pendant quelques minutes, ou je continue avec une méditation.

https://youtu.be/h3o3qa9Mz9Y

Cette technique peut aussi être faite avec Sanmuki Mudra :

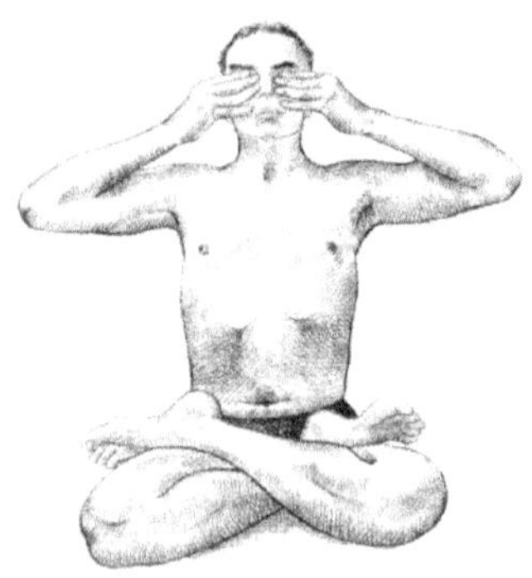

https://youtu.be/z_zlYbF9OxA

Faire Bhramari de cette façon permet une meilleure concentration. Les annulaires rétrécissent les narines et les petits doigts des lèvres supérieures reçoivent la vibration du souffle expiré. Les index et les majeurs recouvrent doucement les paupières. Les pouces ferment les oreilles. Il est recommandé de pratiquer Bhramari avec Sanmuki Mudra pendant au moins 5 minutes. Si vos bras sont fatigués, reposez-les et après un certain temps, recommencez.

42.11. Récitation des bija mantras

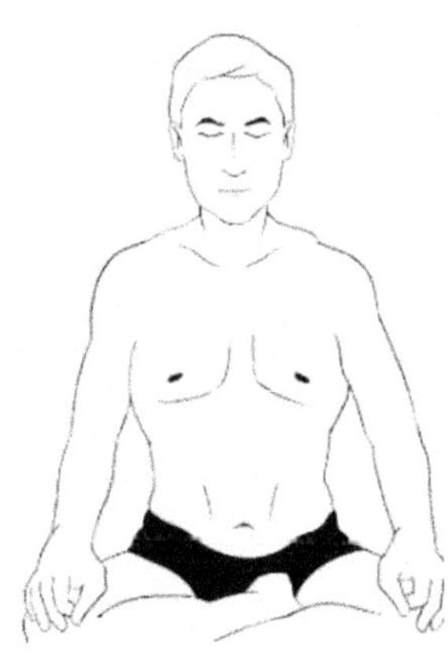

Les religions de l'Inde partagent l'opinion que l'univers a son origine dans le son, un son unique -OM- la source de tout ce qui existe. Nombreuses sont les Upanishads qui comparent OM à Brahman, l'absolu. OM est la semence mère de tous les mantras. Le yoga du son et de sa vibration est appelé " Nada ". Les " Bija Mantras " n'ont pas en eux-mêmes de sens car ils sont la vibration d'un Chakra. Par exemple, " RAM" symbolise le feu et la concentration du pratiquant qui le récite doit être dans Manipura Chakra ".

Il existe plusieurs types de Bija Mantras. Certains d'entre eux sont appelés " Shakti Mantras " (Hrim, Aim, Klim, Hum, Shrim, etc.). Ils aident à déplacer les énergies qui guérissent. Dans notre pratique de GPBALANCE, nous centrons notre attention sur les éléments suivants :

LAM : Terre, région génitale, premier Chakra, MULADHARA, couleur rouge.

VAM : Eau, plexus coccyx, deuxième Chakra, SWADHISTANA, couleur orange.

RAM : Feu, plexus solaire, troisième Chakra, MANIPURA, couleur jaune.

YAM : Air, plexus cardiaque, quatrième Chakra, ANAHATA, couleur verte.

HAM : Espace, plexus du pharynx, cinquième Chakra, VISHUDHI, couleur bleue.

OM : L'espace entre les sourcils, sixième Chakra, AGNEYA, couleur indigo.

OM : Au sommet de la tête, septième Chakra, SAHASRARA, couleur violette.

Les sons Bija

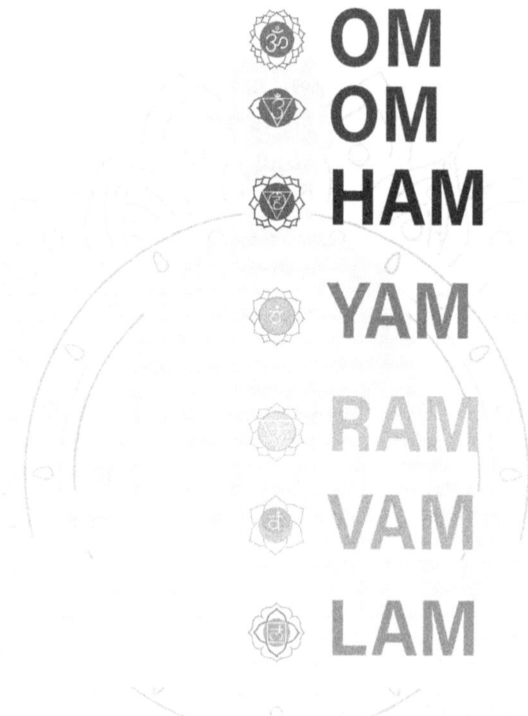

https://youtu.be/hejefulz0zk

1. Expirez doucement tout l'air de vos poumons. Ensuite, inspirez profondément.

2. Récitez les Bija Mantras avec les lèvres presque fermées autant de fois que vous le souhaitez, peut-être pendant 5 ou 10 minutes sur l'expiration, en vous concentrant sur chaque Chakra tout en visualisant sa couleur et sa localisation. Faire les Bija Mantras avec les lèvres presque fermées, c'est fredonner, et comme nous le savons, fredonner produit de l'oxyde nitrique.

3. Continuez mentalement pendant un moment. Aucun effort n'est nécessaire : ils se répéteront d'eux-mêmes.

Remarque : Lorsque vous pratiquez les Bija Mantras, faites attention aux vibrations qu'ils produisent. Dans le livre 10, nous les récitons seulement 7 fois.

Les mantras sont récités depuis des millénaires en Inde, et pour cause : ils améliorent l'humeur et le bien-être, réduisent l'anxiété, diminuent la fatigue, améliorent la mémoire verbale et améliorent le sommeil. La science a découvert que chanter des mantras comme OM pendant dix minutes peut réduire l'anxiété et les symptômes dépressifs.

42.12. Allongé en Shavasana (la posture du cadavre)

Allongez-vous confortablement sur le sol. Commencez à inspirer doucement par le nez en imaginant que vous commencez l'inspiration dans les pieds et que vous la terminez dans la tête pendant que votre corps est recouvert d'une fine gaze qui charge votre corps d'énergies positives. L'inspiration est longue et douce. Ne la forcez pas.

Commencez maintenant l'expiration en imaginant que la gaze commence à découvrir votre corps de la tête aux pieds, emportant avec elle tous vos soucis et tensions.

Répétez cet exercice pendant quelques minutes. Ensuite, continuez à respirer normalement.

S'allonger sur le dos est évidemment très relaxant, mais beaucoup plus lorsque vous utilisez la visualisation, un autre outil du yoga.

42.13. Respirer avec l'attention portée sur le dos

Le but de cette technique est d'apporter toute notre attention à la partie de notre corps que nous ne pouvons normalement pas voir et que nous avons tendance à oublier, le dos. Essayez de sentir le souffle dans le dos. Nous portons une attention particulière au mouvement du souffle dans le dos. Cela aide énormément à stimuler la partie parasympathique de notre système nerveux autonome, ce qui nous permet de le ralentir, favorisant la digestion et l'assimilation des aliments. Il est plus facile d'attirer notre attention sur le dos lorsque nous sommes allongés dans la posture du cadavre, Shavasana. Vous pouvez également faire cette technique avec la précédente.

42.14. Porter votre attention sur l'abdomen, les côtes, le haut de la poitrine et le nez

Cette technique peut être la continuation des deux techniques précédentes, ou vous pouvez commencer par celle-ci. Veuillez vous allonger sur le sol et concentrer votre attention sur votre abdomen. Surveillez simplement votre respiration normale au niveau de l'abdomen. N'essayez pas de la modifier. Notez qu'avec l'inspiration normale, votre abdomen se dilate doucement et qu'avec l'expiration normale, il se contracte doucement et naturellement. Observez simplement les mouvements normaux de votre abdomen pendant quelques minutes. C'est très relaxant.

Maintenant, portez votre attention sur la zone du thorax en oubliant l'abdomen. Sentez comment vos côtes se dilatent et se contractent naturellement avec votre respiration normale. Gardez votre esprit concentré uniquement sur votre thorax pendant quelques minutes.

Ensuite, déplacez votre attention vers le haut de la poitrine et la gorge. Ressentez ici votre inspiration et votre expiration naturelles. Le mouvement est presque imperceptible, vous devez donc être très attentif. Faites cela pendant quelques minutes, puis portez votre attention sur les narines. Imaginez deux flux d'air frais entrant par les deux narines et entrant en collision entre les sourcils. En expirant, imaginez deux colonnes d'air chaud quittant l'espace entre vos sourcils et à travers vos narines. Suivez mentalement le mouvement de ces deux colonnes d'air : frais à l'inspiration et chaud à l'expiration. Continuez quelques minutes. Ensuite, faites attention à ce que vous ressentez.

Remarque : En raison du grand nombre de techniques de respiration de la lune, et du peu de temps dont dispose l'homme moderne, il est recommandé que chaque technique soit étudiée et valorisée en fonction de ses bienfaits et effets sur vous. Cela peut vous prendre quelques mois. Ensuite, il est conseillé de se plonger dans quelques techniques seulement, celles qui vous équilibrent et vous calment le plus ou qui vous aident avec un problème de santé.

43. Respiration solaire

" La respiration lourde consciente nous apprend à être les pilotes de notre système nerveux autonome, pas les passagers "

La respiration solaire représente la partie " Ha " du Hatha Yoga. C'est le côté rapide, actif et masculin de la respiration. Il existe plusieurs techniques que vous pouvez essayer pour découvrir les avantages indéniables de ce type de respiration.

La respiration du soleil peut aussi être appelée " respiration forte " ou " respiration excessive ". La respiration excessive, comme nous l'avons vu plus haut, a une mauvaise réputation, et à juste titre. Nourrir le corps de plus d'air qu'il n'en a besoin est dommageable pour les poumons jusqu'au niveau cellulaire. Aujourd'hui, la plupart d'entre nous respirons de toute façon plus que nous ne le devrions, sans nous en rendre compte.

Cependant, vous obliger à respirer fortement pendant une courte période intense peut être profondément thérapeutique, et c'est ce que fait un pranayama vigoureux. Ils stressent exprès le corps pendant un petit moment afin qu'il puisse fonctionner correctement pour le reste de la journée et de la nuit. La respiration lourde consciente nous apprend à être les pilotes de notre système nerveux autonome, pas les passagers.

La médecine pulmonaire a de nombreux noms effrayants pour ce que ces techniques peuvent faire au corps et à l'esprit : acidose respiratoire, alcalose, hypocapnie, surcharge du système nerveux sympathique, apnée extrême. Dans des circonstances normales, ces conditions sont considérées comme dommageables et nécessiteraient des soins médicaux.

Mais quelque chose se produit lorsque nous pratiquons ces techniques en poussant consciemment notre corps dans ces états pendant quelques minutes par jour. Dans certains cas, ils peuvent transformer radicalement des vies. Certaines de ces techniques impliquent une respiration très rapide pendant très longtemps ; d'autres impliquent de ne pas respirer du tout pendant quelques minutes. Ces techniques remontent à des milliers d'années, elles ont disparu, puis ont été redécouvertes.

Le but de ce chapitre n'est pas d'expliquer chaque technique en détail, mais de vous montrer une image générale. Bien sûr, certaines techniques importantes -et faciles- seront expliquées en raison de leur importance et parce qu'elles ont été étudiées par la science occidentale. Les techniques de ce type sont expliquées dans le Livre 10.

43.1. Kapalabhati

Commençons par l'une des premières techniques que nous utilisons dans la Première Section du Livre 10 : Kapalabhati. Comme nous le savons, cette technique est l'un des six kriyas (Sat Kriya) du Hatha Yoga. Elle nettoie les voies respiratoires, atténue les allergies et les rhumes, stimule le métabolisme, produit de la chaleur corporelle, tonifie les muscles abdominaux et les organes abdominaux internes tels que le foie, la rate, le pancréas, les reins, les glandes surrénales, l'estomac et les intestins parce qu'ils prennent un bain de sang frais. Maître Desikachar, un de mes professeurs, appelait cette technique " détox rapide " . Son nom sanskrit est composé de " Kapala " qui signifie crâne, et de " Bhati " qui brille. Il fait allusion à l'effet qu'il a sur l'esprit : il devient très aigu.

Les docteurs Stancák A Jr, Kuna M, Srinivasan, Vishnudevananda, S, Dostálek C., en 2020 ont écrit :

" Nous avons étudié les changements cardiovasculaires et respiratoires au cours de l'exercice de respiration yogique Kapalabhati (KB) chez 17 pratiquants de yoga avancés. L'exercice consistait en des mouvements respiratoires abdominaux rapides et peu profonds à une fréquence d'environ 2 Hz. La tension artérielle, l'électrocardiogramme (ECG) et la respiration ont été enregistrés en continu pendant trois périodes de 5 min de KB et pendant les périodes de repos pré- et post-KB. La série battement par battement de la pression artérielle systolique (PAS) et de la pression artérielle diastolique (PAD), les intervalles R-R (intervalles entre les battements cardiaques successifs) et la respiration ont été analysés par analyse spectrale des séries temporelles. La puissance absolue moyenne a été calculée dans trois bandes de fréquence - la bande de respiration spontanée, la bande de rythme à 0,1 Hz et la bande de basse fréquence supérieure à 15 s dans tous les spectres. Le module moyen calculé entre la PAS et les intervalles R-R a été utilisé comme paramètre de sensibilité réflexe barorécepteur-cardiaque (BRS). La fréquence cardiaque a augmenté de 9 battements par minute pendant KB. La PAS et la PAD a augmenté au cours de KB de 15 et 6 mmHg respectivement. Toutes les bandes de fréquence de la variabilité de l'intervalle R-R ont été réduites en KB. De plus, le paramètre BRS a été réduit en Ko. L'amplitude des oscillations à haute fréquence dans SBP et DBP a augmenté pendant KB. Les oscillations de pression artérielle à basse fréquence ont été augmentées après KB. Les résultats indiquent une diminution du tonus vagal cardiaque au cours de KB, due à des modifications du schéma respiratoire et à une diminution de la sensibilité du baroréflexe artériel. Une diminution de la fréquence respiratoire et une augmentation de la PAS et des oscillations de la pression artérielle à basse fréquence après KB suggèrent un schéma différencié d'activation végétative et d'inhibition associé à l'exercice KB " .

En d'autres termes, Kapalabhati et d'autres techniques de respiration solaire expliquées dans le livre 10, outre les avantages évidents indiqués par les anciens maîtres du yoga, diminuent le tonus vagal cardiaque et aident à avoir une bonne variabilité de la fréquence cardiaque (VFC).

La variabilité de la fréquence cardiaque (FVC) n'est PAS la fréquence cardiaque. La fréquence cardiaque n'est que votre nombre moyen de battements de cœur, tandis que la VFC est la petite différence entre chaque battement de cœur. Le VFC est un biomarqueur puissant qui a aidé de nombreuses personnes à améliorer leur entraînement et récupération, à être en meilleure forme, plus rapide et plus fort, être en meilleure santé et lutter contre les maladies chroniques, améliorer la santé mentale et gérer le stress.

La clé de la puissance de la VFC est sa connexion profonde avec le système nerveux, qui contrôle et répond à de nombreux processus corporels importants, comme la digestion, la respiration, le métabolisme, la vision, l'ouïe, l'odorat et la fonction sexuelle.

Cette connexion nécessite le suivi de petits changements (millisecondes) dans les intervalles entre les battements cardiaques successifs (Fig 1), également appelés " intervalles R-R " . Ceci est différent de la fréquence cardiaque, qui ne fait que la moyenne du nombre de battements par minute.

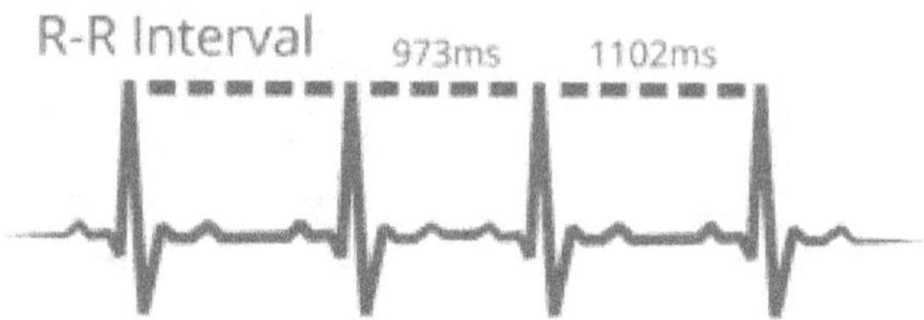

Variabilité de la fréquence cardiaque

Pour mesurer la VFC, vous devez disposer d'un moniteur de fréquence cardiaque compatible capable de détecter avec précision les intervalles R-R. De nombreux moniteurs ne répondent pas à cette norme car ils n'ont pas été conçus pour la VFC et n'ont pas la précision requise. La plupart des appareils portables (montres, etc.) entrent dans cette catégorie parce qu'ils enregistrent les intervalles R-R mais artificiellement " lisses " en faisant une moyenne ou en les modifiant avant de nous les transmettre.

Par exemple, la plupart des bracelets et des montres ont du mal à trier le " bruit " d'une lecture VFC en raison des tissus complexes du poignet entourant les artères.

Sources : Stancák A Jr, Kuna M, Srinivasan, Vishnudevananda, S, Dostálek C., 2020

43.2. Neo-Tummo

" Votre système circulatoire transporte l'oxygène, l'eau
et les nutriments vers les cellules de tout le corps.
Les déchets des cellules sont éliminés par votre système
respiratoire, votre système excréteur et votre peau.
Votre système nerveux contrôle toutes ces activités avec
des impulsions électriques. Ces trois systèmes corporels
fonctionnent ensemble ".

Je voudrais remercier ma chère amie Juliana Spelta d'avoir attiré mon attention sur le Tummo, une technique ancienne du Tibet, également appelée Chandali Yoga, une partie de la méditation tantrique, développée autour du concept de la divinité féminine.

Tummo est la féroce déesse de la chaleur et de la passion dans la tradition bouddhiste tibétaine. On le trouve dans les six enseignements de Naropa, Lamdre, Kalachakra et Anuyoga du vajrayana tibétain, qui sont des textes extrêmement anciens. Le but de Tummo est de prendre le contrôle des processus corporels pendant l'étape d'achèvement du " tantra yoga le plus élevé " (Anuttarayoga Tantra ou Anuyoga).

Les exercices de respiration Tummo augmentent la température interne du corps, la " haleur intérieure " permettant à une personne d'entrer dans un état de méditation profonde pour garder le corps au chaud par temps froid. La visualisation est importante : elle aide à diriger l'énergie vers les Chakras. Lorsque la personne fait cela, une zone spécifique du cerveau s'illumine. Au cours des quatre dernières décennies, de nombreux moines ont démontré dans des laboratoires du monde occidental comment cela était possible. Je n'ai aucun doute que le yogi que j'ai vu assis nu sur la neige au milieu de nulle part dans les montagnes de Pokhara était un pratiquant de cette technique (Livre Un) comme l'était la célèbre exploratrice française, spirite, bouddhiste, écrivaine,

Alexandra David-Néel, connue pour ses nombreux livres tels que " Magie et Mystère au Tibet ".

Plus tard, je suis tombé sur un Hollandais, Wim Hof, un homme très charismatique qui a développé la méthode Wim Hof (WHM) basée sur les techniques Tummo. Il a fait un travail remarquable en apportant au plus grand nombre l'importance de la respiration et les bienfaits de l'exposition au froid et à l'eau froide (congélation). Je l'ai également mentionné dans le premier livre, en parlant de " Superhumains ".

J'ai appelé ma propre interprétation de Tummo, qui, je dois l'avouer, est plutôt légère, Néo-Tummo, parce qu'il ne m'est pas venu de meilleur nom à l'esprit. C'est un peu différent de la WHM et assez différent de la pratique originale du Tummo, mais un arôme persiste. Malheureusement, ou heureusement, c'est ce qui arrive lorsque les anciennes techniques orientales passent à l'Occident !

En quelques mots, voici comment je procède :

Couché sur le dos sur une surface dure, de préférence sur le sol avec une fine couverture pliée (plus de couvertures si vous souffrez de cyphose) sous la tête pour garder le menton vers le bas (Jalandhara Bandha) et un oreiller ou un traversin sous les genoux, ou simplement en pliant les jambes pour que tout le dos repose sur le sol.

Personnellement, je suis allongé en Supta Baddha Konasana (la plante des pieds se touchant) avec mes bras tendus derrière la tête pour permettre à plus d'air d'entrer dans mes poumons. Cette position est suivie par la plupart de mes élèves car au fur et à mesure que vous inspirez, le dos s'aplatit contre le sol, les jambes se soulèvent naturellement un peu et le plancher pelvien se contracte également légèrement ; lorsque vous expirez, la région lombaire quitte le sol et se cambre un peu, les jambes descendent et le plancher pelvien se détend. C'est un mouvement constant et rythmé, comme le mouvement des ailes d'un papillon, de sorte que les jambes bougent légèrement de haut en bas, créant un mouvement ondulatoire au niveau du sacrum et du plancher pelvien, c'est une stimulation supplémentaire du premier et du deuxième chakra. Certains de mes élèves ont du mal à tenir les jambes ensemble, je leur conseille donc de mettre une ceinture Iyengar autour de la taille et des jambes.

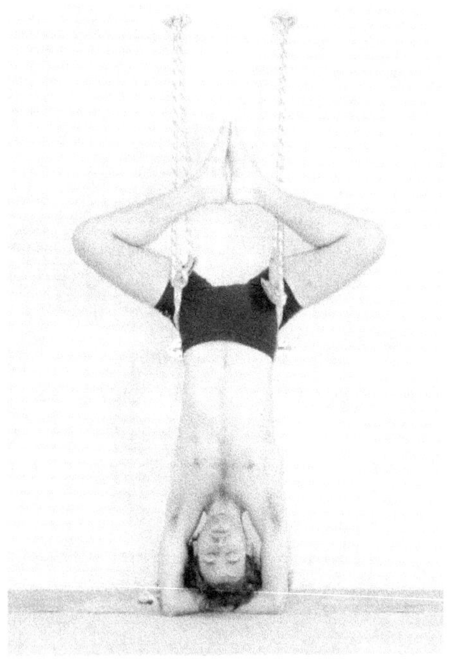

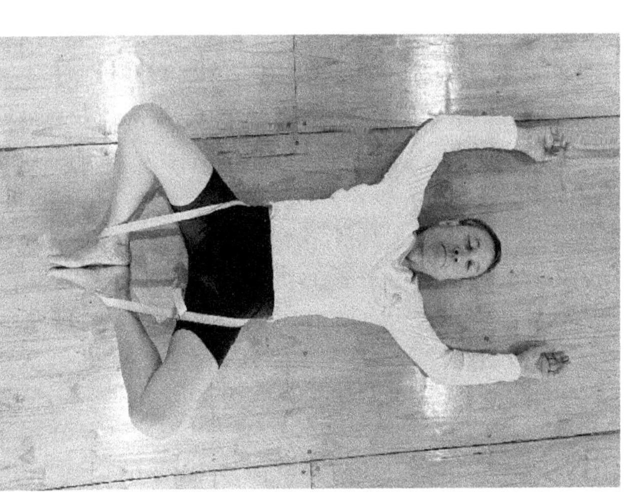

Voici la posture, mais allongée, surtout pour les débutants.

Ensuite, je prends au moins 108 respirations rapides et profondes, en inspirant et en expirant par le nez de manière yogique en utilisant Kechari Mudra. Les jambes bougent rythmiquement d'elles-mêmes en parfaite synchronisation avec la respiration. À la fin de l'inspiration, naturellement la zone urogénitale se contracte (Mula Bandha), la région lombaire s'aplatit contre le sol et se détend à l'expiration. C'est comme un mélange de Bhastrika 1 et 2 !

À la fin de la dernière expiration, je retiens mon souffle jusqu'à ce que je ressente le " réflexe de halètement " l'envie d'inspirer. Le réflexe de respiration se produit lorsque vous avez reconstitué le dioxyde de carbone que vous avez perdu. Je fais normalement trois tours en retenant mon souffle sans forcer, confortablement, pendant environ 1 minute et demie au premier tour. Le second, généralement de 2 minutes, et le troisième de 3 à 4 minutes. Ensuite, j'inspire à nouveau, aussi profondément que possible, et retiens ma respiration pendant 15 à 20 secondes, en appliquant Mula Bandha.

Vous pouvez répéter cela autant de fois que vous le souhaitez. Normalement, comme je l'ai écrit ci-dessus, je fais 3 tours, et quelque chose de remarquable se produit, que j'expliquerai ci-dessous : la deuxième fois, vous pouvez retenir votre souffle sans air dans les poumons plus longtemps, et dans le troisième, encore plus longtemps.

Tout en retenant la respiration à poumons vides, je dirige le picotement général que je ressens dans tout le corps, plus perceptible dans les doigts et les orteils chez la plupart des gens, vers mes Chakras. Au deuxième tour, le picotement devient une vibration à basse fréquence plus facile à diriger et à exécuter ce que Mantak Chia appelle " Micro Orbit " c'est-à-dire concentrer l'énergie vibratoire dans Muladhara Chakra, puis la déplacer vers Swadhistana et ainsi de suite, le long du dos jusqu'à Sahasrara et le descendant à travers la partie avant des chakras en partant de Vishuddhi jusqu'à Muladhara. C'est une boucle. On en fait le plus possible, lentement, en s'attardant dans chacun d'eux.

Lorsque l'envie d'inspirer se présente, je prends une profonde inspiration et retiens la respiration pendant 15 à 20 secondes comme je l'ai écrit ci-dessus, en appliquant Mula Bandha et en visualisant Agnya Chakra, le troisième œil. Il me faut environ 15 minutes pour faire 3 tours.

Enfin, je continue allongé sur le dos en respirant normalement pendant que je me concentre sur mes Chakras en écoutant une méditation guidée sur les Chakras. Cette dernière partie me prend environ 15 minutes aussi. Et après je me sens bien : plein d'énergie et de clarté mentale. Après une courte détente, je prends généralement une douche froide de 5 minutes, car je fais ma pratique de yoga tous les jours aux premières heures du matin, avant le petit-déjeuner.

Il existe d'autres façons de respirer Neo-Tummo :

Comme je l'ai écrit ci-dessus, la première est par le nez, l'inspiration ainsi que l'expiration ; dans la seconde, on inspire par le nez et expire par la bouche et enfin dans la dernière, inspiration et expiration se font par la bouche, à la manière de Wim Hof (comme je l'ai vu dans ses vidéos). Ces deux derniers types de respiration sont plus efficaces pour créer une hyperventilation. Personnellement, je ne recommande pas ce dernier car il assèche la bouche et vous n'obtenez pas d'oxyde nitrique, mais inspirer par le nez et expirer par la bouche est une bonne alternative.

Juste une note pour terminer cette partie : la respiration par le nez régule le débit d'air de manière à empêcher l'accumulation excessive de dioxyde de carbone (CO_2) ; lorsque vous respirez par la bouche, il est facile d'expirer trop de dioxyde de carbone et vos tissus reçoivent moins d'oxygène. Il existe des études montrant un lien entre la respiration buccale à l'adolescence et la diminution du Q.I. Dans Neo-Tummo, nous respirons toujours par le nez.

Neo-Tummo est une respiration contrôlée et même si elle stimule le système nerveux sympathique, elle n'est pratiquée que sur une courte durée et totalement maîtrisée. Rien à craindre !

Théorie derrière Neo-Tummo

Le but de la respiration profonde est d'induire un état hypométabolique où l'excitation autonome et mentale est minimale. C'est un état de repos réparateur, une contre-anxiété, une contre-réaction du corps au stress induit par l'utilisation de la respiration qui accompagne la relaxation pour déclencher une réponse musculaire similaire du corps. Elle contre les effets néfastes qu'un stress prolongé peut avoir sur notre corps.

La quantité d'oxygène que vos muscles, organes et tissus peuvent utiliser ne dépend pas entièrement de la quantité d'oxygène dans votre sang. Nos globules rouges sont presque toujours saturés de 95 à 99 % d'oxygène et c'est suffisant même pour les exercices les plus intenses. Étant donné que vos globules rouges sont déjà saturés d'oxygène, absorber plus d'oxygène en respirant profondément ne fera rien. Ce qui est important, c'est d'extraire cet oxygène des globules rouges afin qu'il puisse être utilisé par tout le corps. Le dioxyde de carbone (CO_2) est précisément ce qui permet la libération d'oxygène des globules rouges. Ce phénomène physiologique est appelé " effet Bohr ". Il a été décrit pour la première fois en 1904 par Christian Bohr. Il stipule que " l'affinité de liaison à l'oxygène de l'hémoglobine est inversement liée à la fois à l'acidité et à la concentration de dioxyde de carbone ".

Une respiration lourde épuise le dioxyde de carbone (CO_2). Cela permet à plus d'oxygène de remplir votre système. Cet oxygène remplit toutes vos cellules et parce que vous êtes " chargé " d'oxygène, vous vous sentez bien. Physiologiquement, vous devenez complètement chargé - le dioxyde de carbone s'éteint et l'oxygène commence à se déplacer librement dans tout le corps en remplissant chaque cellule.

Pendant la respiration profonde, la saturation en oxygène du sang reste approximativement à 99 % et vous ressentirez une légère pression dans la tête et des picotements dans les jambes et les doigts. Les picotements dans les mains et les jambes et les étourdissements que vous ressentez ne sont pas le résultat d'une super oxygénation ou d'une " charge " de votre corps, mais de l'inverse - la disponibilité réduite d'oxygène à partir du dioxyde de carbone appauvri (CO_2). Par conséquent, l'apnée à la fin des respirations profondes est importante - elle reconstitue le dioxyde de carbone perdu. En raison d'un métabolisme normal, les cellules de votre corps produisent constamment du dioxyde de carbone. La façon de restaurer les niveaux de dioxyde de carbone épuisés consiste simplement à le laisser s'accumuler en retenant votre respiration. Le dioxyde de carbone n'est pas seulement un déchet, il est important pour votre corps car il lui permet d'utiliser l'oxygène - c'est comme une porte qui laisse entrer l'oxygène dans les tissus.

Vous vous demandez peut-être pourquoi vous pouvez retenir votre respiration de plus en plus longtemps après les premiers cycles de respiration profonde. Le signal au cerveau de respirer ne vient pas d'un manque d'oxygène ; il provient d'une accumulation de dioxyde de carbone. La respiration profonde épuise le dioxyde de carbone, donc lorsque vous retenez votre souffle, il faut plus de temps pour accumuler suffisamment de dioxyde de carbone pour créer un signal de halètement.

Lorsque vous retenez votre souffle jusqu'à ce que vous ressentiez un " réflexe de halètement " le corps devient oxygéné, alcalin. La réduction du dioxyde de carbone est l'objectif. Par conséquent, l'oxygène enrichira tout le corps. Si vous faites, par exemple, des pompes avec les poumons vides, l'oxygène s'enrichira davantage.

Normalement, quand l'adrénaline monte, le cortisol monte aussi. Dans Neo-Tummo, l'adrénaline monte mais le cortisol reste relativement bas car nous contrôlons consciemment la respiration. Le pic d'adrénaline est lié à des niveaux accrus d'une protéine anti-inflammatoire et à une diminution des niveaux de protéines appelées cytokines, responsables de la signalisation du système immunitaire.

L'hémoglobine est la protéine à l'intérieur des globules rouges qui transporte l'oxygène. Une augmentation du dioxyde de carbone diminue le pH sanguin et l'hémoglobine libère leur charge d'oxygène afin qu'elle puisse être utilisée par les muscles et les organes. Une diminution du dioxyde de carbone augmente le pH et fait que l'hémoglobine retient plus d'oxygène.

Après un cycle de respiration profonde, nous retenons le souffle sur l'expiration. Retenir sa respiration avec les poumons vides permettra au dioxyde de carbone de s'accumuler, et il commencera à extraire l'oxygène du sang et dans les tissus. Parce qu'aucun nouvel oxygène n'y pénètre et qu'il n'y a pas d'air dans les poumons, votre saturation en oxygène dans le sang commencera à chuter rapidement. Un oxymètre de pouls montre comment la saturation en oxygène diminue et la fréquence cardiaque change (moins de battements par minute). Votre corps va essayer de s'adapter à ces faibles niveaux d'oxygène dans le sang.

La méthodologie utilisée dans Neo-Tummo est similaire à celle utilisée par Holotropic Breathwork (HB) du Dr S. Grof. Nous l'utilisons également lorsque les élèves commencent à apprendre la technique : une approche " respirante " et une approche " assise ".

Sommaire :

L'HYPERVENTILATION cyclique (respirer fortement) suivie d'une HYPOVENTILATION (retenir le souffle à poumons vides) provoque initialement une baisse de CO_2 lorsque vous expirez. C'est ce qu'on appelle l'HYPOCAPNIE (faible CO_2) puis l'HYPOXIE (faible O2) qui est causée par l'apnée.

L'HYPOXIE peut également survenir lorsque nous nous blessons. Si vous vous êtes déjà suffisamment écorché le genou pour saigner, et former plus tard une croûte, et si cette croûte est retirée trop tôt, vous avez vu ce processus se dérouler sous vos yeux. Sous la croûte, le tissu est rouge vif et luisant. Dans cette tache rouge, des milliers de nouveaux vaisseaux sanguins se développent dans la plaie pour restaurer la santé des tissus blessés. Lorsque vous voyez ce processus, vous assistez à une angiogenèse (le processus par lequel les vaisseaux sanguins se forment) qui est un coup de pouce dans les tissus blessés dès que le saignement commence. Le déclencheur est l'hypoxie, causée par l'interruption du flux sanguin normal dans la blessure. Le manque d'oxygène est le signal pour que plus de vaisseaux sanguins se développent pour apporter plus d'oxygène. L'hypoxie amène les cellules blessées à commencer à libérer des signaux protéiques appelés facteurs de croissance, dont le travail consiste à stimuler l'angiogenèse.

Pour les personnes en bonne santé, le niveau de CO_2 dans le sang et les poumons est ce qui détermine l'envie de respirer.

L'hyperventilation expulse le CO_2 à un rythme plus élevé que la normale, par conséquent, nous pouvons retenir notre respiration beaucoup plus longtemps après l'hyperventilation car il faut beaucoup plus de temps pour que le CO_2 atteigne le niveau auquel votre corps ressent le besoin de respirer.

Le CO_2 est un acide faible, donc la réduction de la quantité de CO_2 dans votre sang fait monter transitoirement le pH dans votre sang, rendant ainsi votre sang légèrement plus alcalin (On ne sait pas combien de temps dure ce changement physiologique). Cela peut être l'une des raisons de l'augmentation de la tolérance aux températures froides après une respiration forte.

Il semble que les sensations apaisantes et légèrement euphoriques qui résultent de ce type de respiration inoculent notre corps contre la réponse au stress.

La pratique de Tummo associée à une exposition régulière au froid libère les hormones du stress, l'adrénaline, le cortisol et la noradrénaline sur commande. La poussée d'adrénaline donne de l'énergie aux " respirateurs lourds " et libère une batterie de cellules immunitaires programmées pour guérir les blessures, combattre les agents pathogènes et les infections. L'énorme pic de cortisol aide à dégrader les réponses immunitaires inflammatoires à court terme, tandis qu'un apport de noradrénaline redirige le flux sanguin de la peau, de l'estomac et des organes reproducteurs vers les muscles, le cerveau et d'autres zones essentielles dans les situations stressantes.

Tummo ouvre la pharmacie du cerveau, inondant la circulation sanguine d'opioïdes autoproduits, de dopamine et de sérotonine simplement en faisant quelques centaines de respirations rapides et lourdes.

La clé de la magie de Tummo est de respirer à fond, puis pas du tout, d'avoir froid puis de nouveau chaud (lorsque vous prenez des douches froides ou des bains glacés). Il force le corps à subir un stress élevé une minute, un état de relaxation extrême la suivante. Les niveaux de dioxyde de carbone dans le sang s'effondrent, puis ils s'accumulent. Les tissus deviennent déficients en oxygène puis inondés à nouveau.

On dit qu'il n'est pas bon de pratiquer Tummo si vous êtes enceinte ou si vous souffrez d'une maladie cardiaque. Personnellement, je suis d'accord avec le fait de ne pas pratiquer pendant que vous êtes enceinte, mais je pratique tous les jours malgré mon problème cardiaque et j'ai été témoin de la chute de mon proBNP à des niveaux presque normaux (Livre 1). Alexandra David-Neel a utilisé Tummo et d'autres techniques de respiration anciennes jusqu'à sa mort en 1969, à l'âge de 100 ans.

Il existe deux formes de Tummo - une qui stimule le système nerveux sympathique, que nous avons vu plus haut, et une autre qui déclenche une réponse parasympathique. La seconde prend de nombreuses années à se maîtriser.

Tummo et la méthode Wim Hof

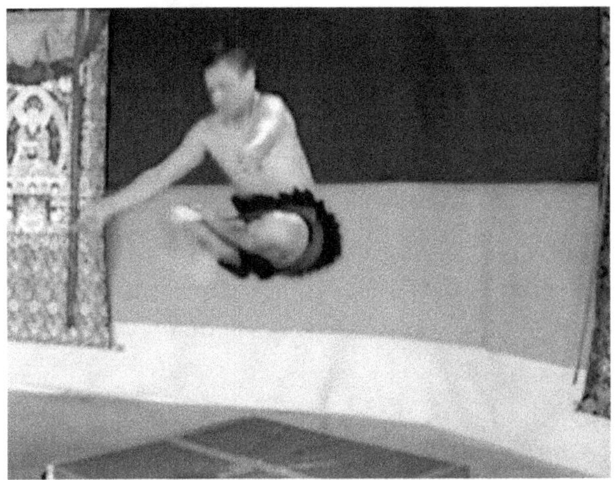

THE YOGIS OF TIBET - Rare film documentaire
https://www.youtube.com/watch?v=GrWhX1BixBk

J'ai mentionné ci-dessus comment j'ai découvert Tummo et la méthode Wim Hof, mais la respiration Tummo est une technique de respiration ancienne pratiquée à l'origine par les moines bouddhistes tibétains. Se traduisant par " feu intérieur " il a été découvert que cette respiration aide les gens à augmenter leur température corporelle. Elle utilise la respiration bioénergétique et la visualisation pour augmenter le feu intérieur. Elle combine un schéma respiratoire spécifique et la visualisation d'une flamme remontant la colonne vertébrale. Je recommande de regarder le film documentaire " Les yogis du Tibet " sur YouTube (2002). Vous comprendrez que les techniques sont pour la plupart mentales et assez secrètes, et que notre interprétation de Tummo est, en effet, légère. Mais un peu vaut mieux que rien. Dans le tome 10 vous verrez que j'ai utilisé deux techniques propices à l'éveil de la Kundalini en frappant à plusieurs reprises le sacrum et les chakras inférieurs, rien à voir avec la capture d'écran que j'ai faite de la vidéo sur les yogis du Tibet.

En plus d'augmenter brièvement la température corporelle, la pratique des moines tibétains est également censée gérer le stress, améliorer la cognition, activer les chakras et aider à faciliter la transformation intérieure.

Comment faire la respiration Tummo, telle qu'elle est passée à l'Ouest (pas nécessairement correcte):

1. Asseyez-vous confortablement dans une bonne posture et fermez les yeux. Vos mains reposent sur votre ventre pendant toute la pratique.

2. Commencez à détendre votre esprit du mieux que vous pouvez, en laissant les pensées s'écouler jusqu'à ce que votre esprit se soit calmé.

3. Visualisez un feu dans votre estomac autour de votre nombril. Continuez à le visualiser tout au long de la pratique.

4. Inspirez profondément par le nez, en cambrant légèrement le dos, en élargissant votre torse et votre poitrine. Imaginez que l'oxygène alimente le feu en vous, l'aidant à grandir et à se réchauffer.

5. Expirez fortement par la bouche avec les lèvres arrondies, comme si vous souffliez dans une paille. Courbez-vous en avant, en arrondissant la colonne vertébrale, en tenant toujours vos mains sur votre ventre. Imaginez la flamme et sa chaleur se répandre dans tout votre corps.

6. Continuez ce schéma respiratoire pendant cinq respirations et remarquez que la chaleur commence à monter. Après la cinquième inspiration, avalez doucement et sentez comment cela maintient l'inspiration sous le diaphragme. Contractez les muscles de votre plancher pelvien afin de pousser simultanément la respiration vers le bas avec le diaphragme et vers le haut avec le plancher pelvien.

7. Expirez après avoir retenu votre respiration aussi longtemps que vous le pouvez, en détendant vos muscles.

8. Répétez la séquence pendant quelques tours, et vous devriez commencer à vous sentir plus chaud et plus clair mentalement.

La méthode a été développée par l'athlète néerlandais Wim Hof, connu pour résister à des températures extrêmes et réaliser des exploits physiques incroyables. Il dit que le secret réside dans la respiration, soi-disant Tummo.

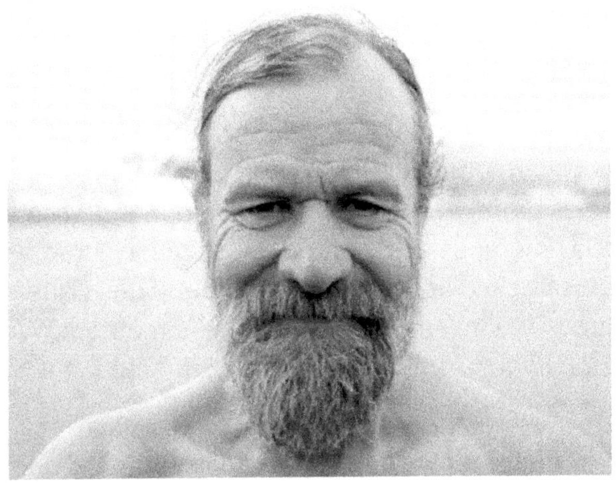

Hof combine un schéma respiratoire spécifique avec la thérapie par le froid (qu'il s'agisse d'une douche froide, d'un bain de glace ou d'un plongeon dans une masse d'eau naturelle froide). Certains des adeptes de sa méthode rapportent ressentir moins de stress, augmenter leur énergie et leur concentration, améliorer leur sommeil et même renforcer leur système immunitaire lorsqu'ils la pratiquent régulièrement.

Pour avoir une idée de la façon dont la composante respiratoire de la méthode Wim Hof est effectuée, vous pouvez regarder la vidéo de respiration guidée de Hof lui-même, trouvée sur son site Web, ou suivre ce récapitulatif de base du modèle :

1. Prenez une position assise ou couchée confortable.

2. Inspirez et expirez rapidement et profondément par la bouche. Oui, par la bouche ! Bien qu'il dise que vous pouvez aussi respirer par le nez et expirer par la bouche, 30 fois, ou comme vous le souhaitez !

3. Inspirez profondément, expirez et maintenez la fin de l'expiration aussi longtemps que vous le pouvez.

4. Inspirez aussi profondément que possible et maintenez l'inspiration pendant 15 secondes, puis expirez.

5. Répétez autant de fois que vous le souhaitez.

6. Associez-le à la thérapie par le froid pour obtenir le maximum d'avantages.

Tummo et la méthode Wim Hof offrent des avantages similaires et peuvent vous permettre de résister aux températures froides. Mais quelle est la différence, vraiment ? La respiration Tummo incorpore une composante plus spirituelle et comprend des visualisations et des pratiques mentales intenses, ce que la méthode Wim Hof ne fait pas. Vous vous sentirez peut-être plus " méditatif " que dans la méthode de Hof.

Déterminer quelle option vous convient le mieux dépendra de vos besoins individuels et de votre niveau d'expérience. Si vous débutez dans la respiration, il peut être plus facile de commencer avec la méthode Wim Hof afin que vous puissiez vous concentrer sur la respiration avant d'incorporer la visualisation comme vous le feriez avec Tummo. Ou peut-être recherchez-vous une expérience de respiration plus spirituelle et méditative, auquel cas la version occidentale de Tummo ou mon Neo-Tummo pourrait vous intéresser.

La meilleure façon de savoir lequel vous préférez est probablement de les essayer.

Remarque : il n'est pas recommandé d'essayer ces pratiques si vous êtes enceinte, si vous souffrez d'épilepsie, d'hypertension artérielle, de maladie cardiaque ou si vous avez des antécédents d'insuffisance cardiaque, d'accident vasculaire cérébral, etc. De plus, il n'est pas recommandé de pratiquer la respiration solaire le soir, vous aurez des difficultés à vous endormir.

44. Autres techniques respiration

Mes étudiants m'ont posé des questions sur d'autres respirations. Il y en a beaucoup et il y a aussi de nombreux " experts " qui voyagent à travers le monde pour donner des conférences aux cadres supérieurs des entreprises, participer à des conférences TED ou à des podcasts sur YouTube. Nul doute qu'il y a de l'argent à respirer !

Le mot " Breathwork " (travail respiratoire) est un terme New Age pour diverses pratiques de respiration dans lesquelles le contrôle conscient de la respiration est censé influencer l'état mental, émotionnel ou physique d'une personne, avec un effet thérapeutique. Il dérive de diverses traditions spirituelles et pré-scientifiques du monde entier. Il a été lancé en Occident par Wilhelm Reich, docteur autrichien en médecine et psychanalyse, disciple de Sigmund Freud, qui s'est fait connaître comme l'une des figures les plus radicales de l'histoire de la psychiatrie pour ses théories sur l'énergie vitale des orgasmes sexuels.

Il existe de nombreux types de travail respiratoire, par exemple, " Rebirthing " conçu par Leonard Orr dans les années 1970 prétend être capable de libérer des souvenirs d'enfance traumatisants refoulés. D'autres ont émergé au cours des dernières décennies comme la respiration intégrative, la respiration transformationnelle, la respiration chamanique et bien d'autres.

Il y en a peu, à mon avis, qui valent la peine d'en dire plus.

44.1. Respiration holotropique (Rh)

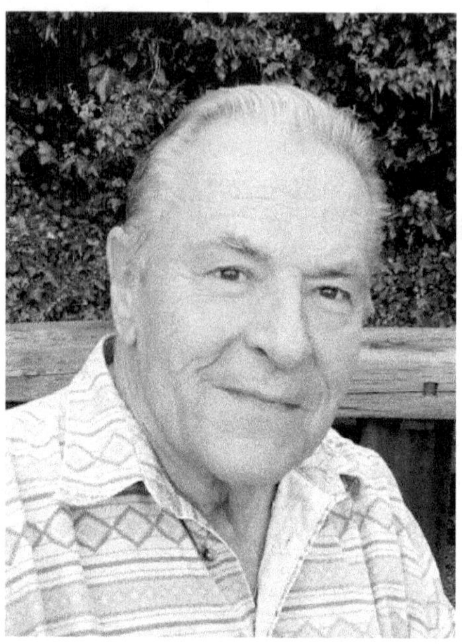

C'est une pratique qui utilise la respiration et d'autres éléments
pour permettre putativement l'accès à des états de conscience
non ordinaires. Il a été développé par Stanislav Grof pour succéder
à sa thérapie psychédélique à base de LSD, suite à la suppression
de l'utilisation légale du LSD à la fin des années 1960.

La respiration holotropique (effectuée par la bouche, à la fois en
inspirant et en expirant), consiste à contrôler et à accélérer les
schémas respiratoires pour influencer l' état mental, émotionnel
et physique. La technique a été créée pour atteindre des états de
type psychédélique sans utiliser de drogues psychédéliques.

Le principe fondamental de cette technique est que la guérison
vient de l'intérieur de la personne qui pratique la respiration.
Cette prémisse vise également à aider le participant à se
sentir personnellement responsabilisé. Pendant la respiration
holotropique, les participants respirent rapidement et
uniformément pour induire un état altéré à partir duquel on pense
qu'une compréhension plus profonde de soi peut être dérivée.

Certains décrivent cette expérience comme une forme plus intense de méditation.

L'acte d'hyperventilation (expirer trop de CO_2, qui provoque une alcalose respiratoire ou une alcalinisation du sang) peut entraîner une altération de l'état de conscience ainsi que la sensation physique de picotements des doigts et de la bouche, des étourdissements et des étourdissements.

Elle se pratique le plus souvent en groupe. Les gens sont en binôme. Il y a un " respirateur " et un " gardien ". Le gardien n'aide le respirateur qu'en cas de besoin. La personne qui respire est la personne qui pratique et expérimente activement la RH. On dit au respirateur de respirer plus vite et plus profondément tout en gardant les yeux fermés. Tandis que la vitesse de la respiration augmente, une attention particulière est portée pour maintenir la respiration régulière, ce qui aide les pratiquants à éviter les complications de l'hyperventilation. Une séance peut durer de deux à trois heures. Le " respirateur " est allongé et une musique répétitive est jouée. La musique rythmée encourage le respirateur à entrer dans un état de conscience altéré, un état où vous ferez l'expérience d'un rêve vivant. Une fois que tout le monde a terminé, ils discutent de ce qui s'est passé. Le but de la respiration est d'être un catalyseur pour faire émerger les problèmes les plus importants qu'une personne doit résoudre.

Une respiration rapide peut sembler écrasante ou troublante, mais les praticiens peuvent toujours s'arrêter si les sensations sont trop fortes. Cependant, les respirateurs sont encouragés à continuer (en toute sécurité) s'ils le peuvent, car on pense que c'est la voie vers l'illumination que la pratique cherche à révéler.

Plutôt que de l'appeler un état altéré de conscience, certains préfèrent y faire référence comme un " état de conscience non ordinaire " pour refléter qu'il n'a pas nécessairement les connotations négatives des états altérés. En général, le concept de rêve pourrait être une métaphore plus utile.

La recherche pour soutenir les avantages thérapeutiques de la respiration holotropique pour les troubles psychiatriques tels que la dépression et l'anxiété fait défaut. Cependant, certaines preuves suggèrent qu'il pourrait être utile pour la relaxation, le soulagement du stress, la croissance personnelle ou la conscience de soi.

La RH peut provoquer une réduction du dioxyde de carbone et d'autres altérations de la chimie du sang pouvant entraîner des étourdissements, des évanouissements, une faiblesse, des spasmes des mains et des pieds et même des convulsions.

Je recommande de regarder l'introduction de 10 minutes de Yoga Journal à la RH :

https://www.yogajournal.com/videos/holotropic-breathwork

L'objectif de la respiration holotropique n'est pas de redémarrer le système nerveux autonome ou de guérir le corps ; c'est de " recâbler " l'esprit.

En faisant ce travail respiratoire, les patients vivraient des confrontations douloureuses avec eux-mêmes. Parfois, ils vomissent ou souffrent de dépressions nerveuses. S'ils surmontent tout cela, des visions mystiques, des réveils spirituels, des percées psychologiques, des expériences hors du corps et, parfois, une " mini-vie-mort-renaissance " pourraient suivre. Certains patients rapportent avoir vu toute leur vie défiler devant leurs yeux.

Au repos, environ 750 millilitres de sang - assez pour remplir une bouteille de vin pleine - circulent dans le cerveau chaque minute. Le flux sanguin peut augmenter un peu pendant l'exercice, tout comme il le fait dans d'autres parties du corps, mais il reste généralement constant.

Cela change lorsque nous respirons fortement. Chaque fois que le corps est obligé d'absorber plus d'air qu'il n'en a besoin, nous expirons trop de dioxyde de carbone, ce qui rétrécit les vaisseaux sanguins et diminue la circulation, en particulier dans le cerveau. Avec seulement quelques minutes, voire quelques secondes de respiration excessive, le flux sanguin cérébral peut diminuer de 40 %, une quantité incroyable.

Les zones les plus touchées par cela sont l'hippocampe et les cortex frontal, occipital et pariéto-occipital, qui, ensemble, régissent l'expérience du temps et le sens de soi. Les perturbations dans ces zones peuvent provoquer de puissantes hallucinations, qui incluent des expériences hors du corps et des rêves éveillés. Cela pourrait expliquer pourquoi certaines personnes ressentent des sensations de mort et de renaissance pendant la respiration holotropique.

44.2. La technique Lamaze

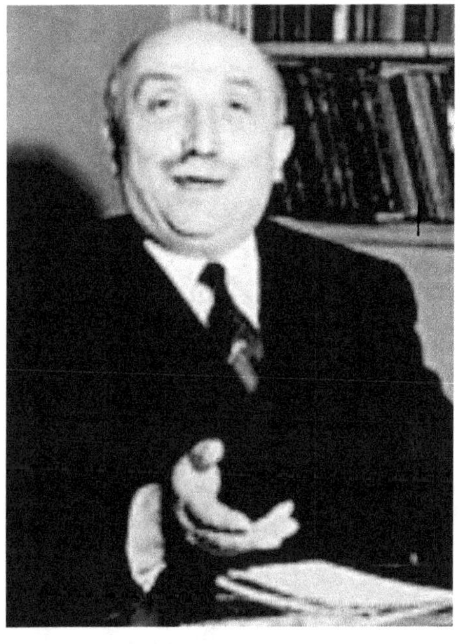

Aussi connue sous le nom de méthode psychoprophylactique ou simplement Lamaze, elle a commencé comme une technique de préparation à l'accouchement, popularisée dans les années 1950 par l'obstétricien français Dr Fernand Lamaze sur la base de ses observations en Union soviétique, comme alternative à l'intervention médicale lors de l'accouchement. L'objectif de Lamaze est de renforcer la confiance de la mère dans sa capacité à accoucher. Il enseigne aux femmes enceintes à comprendre comment faire face à la douleur de manière à faciliter le travail et à favoriser le confort, y compris les techniques de relaxation, les mouvements et les massages.

De nos jours, un accouchement sur quatre se fait chez des parents éduqués à la méthode Lamaze. La femme enceinte commence par une respiration lente et profonde au début des contractions, puis une lente expiration par la bouche, relâchant les tensions de la tête aux pieds. Après l'inspiration, il y a une pause et à chaque expiration, la femme doit se concentrer sur la relaxation d'une partie différente du corps. Rien de nouveau pour les yogis.

Il existe de nombreuses vidéos sur Internet. Ci-dessous l'une d'entre elles.

https://www.scarymommy.com/online-birthing-classes/

44.3. La méthode Buteyko

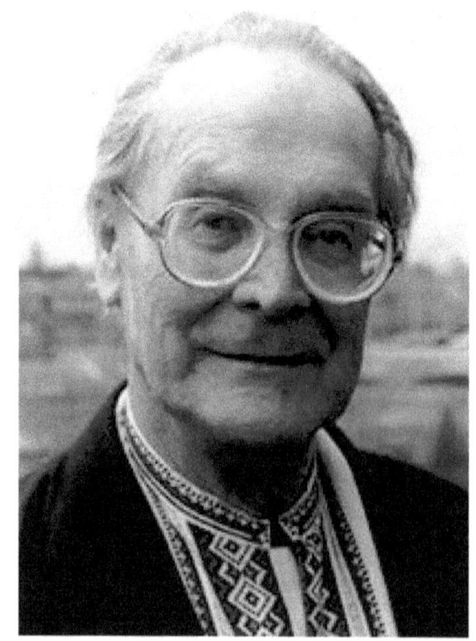

La méthode de respiration Buteyko semble être très efficace :

1. Asseyez-vous dos droit et respirez calmement par le nez. Laissez l'estomac se gonfler pendant que vous inspirez et concentrez-vous sur votre diaphragme.

2. Expirez comme vous le feriez normalement par le nez. Concentrez-vous sur le diaphragme pour expulser l'air des poumons. N'oubliez pas qu'il s'agit d'une expiration normale, pas d'une expiration complète.

3. Ensuite, prenez plusieurs respirations courtes et peu profondes par le nez pendant quelques secondes, puis retenez votre souffle après l'inspiration pendant quelques secondes.

4. Lentement, relâchez la respiration pendant 5 secondes en utilisant votre diaphragme pour vider les poumons, mais pas complètement. Ensuite, retenez votre respiration jusqu'à ce que vous ressentiez le premier besoin clair d'inspirer à nouveau.

5. Répétez l'ensemble du processus pendant quelques minutes.

Cette technique, avec de la pratique, vous apprend comment vous pouvez ramener votre volume respiratoire à la normale et inverser les effets de l'essoufflement. Ce type de respiration améliore vos niveaux de dioxyde de carbone et d'oxyde nitrique dans le corps et aide à améliorer le schéma respiratoire. Il peut être utilisé pour améliorer votre score BOLT.

44.4. Respiration Ninja
Prolongation extrême de l'expiration

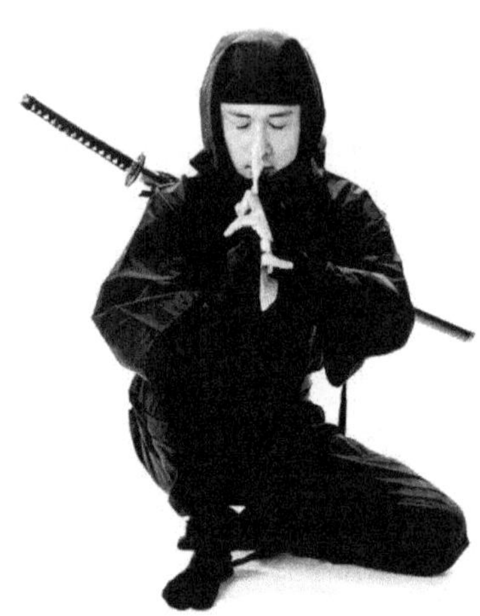

Il s'agit d'un type particulier de respiration développé par les ninjas dans l'ancien Japon. Il était utilisé pour calmer l'esprit, le gardant alerte et vif avant de se faufiler dans une maison ou un château gardé. Les ninjas étaient régulièrement confrontés à des situations mettant leur vie en danger et la vigilance de leur environnement était essentielle.

Il existe plusieurs techniques, l'une ressemble à la respiration au carré : inspirez pendant 10 secondes, maintenez pendant 10 secondes, expirez pendant 10 secondes, maintenez pendant 10 secondes. Rien de nouveau pour le yoga.

La technique connue sous le nom de Ninja Breathing est Okinaga (souffle long en japonais), elle consiste à s'asseoir tranquillement puis à commencer à inspirer par le nez vers l'arrière des voies nasales. En d'autres termes, la respiration Ujjayi en yoga.

L'expiration se fait par la bouche en penchant le corps un peu en avant. Maintenant, l'expiration est vraiment longue et douce et fait un son très léger, comme lorsque vous voulez nettoyer vos lunettes, vous soufflez pour les embuer avant de les nettoyer avec un chiffon. Certains Ninjas modernes peuvent expirer pendant une minute. Après l'expiration, une courte rétention à poumons vides est utilisée.

Les effets de l'expiration profonde d'Okinaga sur les ondes cérébrales et les fonctions du système nerveux autonome ont été examinés. Les ondes thêta et alpha 2 augmentent et les ondes bêta diminuent au fur et à mesure que la respiration progresse. (Normalement 20 minutes). Ces résultats suggèrent que l'expiration longue et profonde est relaxante et soulage l'anxiété.

Sources : Yuji Yamada (professeur, faculté des sciences humaines, droit et économie, Université de Mie) ; Jinichi Kawakami (professeur spécialement nommé, Centre de coopération de recherche communauté-université, Université de Mie)

44.5. Sudarshan Kriya

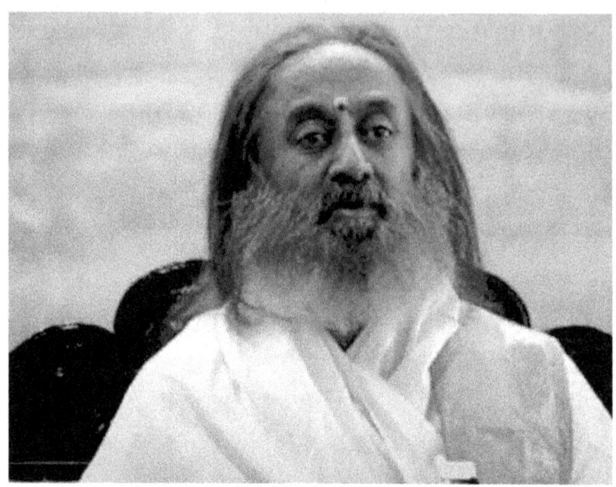

Sudarshan Kriya a été développé dans les années 1980 par Shri Shri Ravi Shankar, il est pratiqué par des millions de personnes à travers le monde à travers la Fondation Art de Vivre. Cette technique fait une grande partie de ce que fait Tummo. Elle est très efficace pour traiter un large éventail de maladies, du stress chronique aux problèmes articulaires, en passant par les maladies auto-immunes.

La pratique du Sudarshan Kriya demande du temps, du dévouement et de la volonté. La méthode centrale appelée " respiration purifiante " nécessite plus de 40 minutes de respiration intensive de souffler à un rythme de plus de cent respirations par minute, à plusieurs minutes de respiration lente, puis à à peine respirer du tout.

La méthode comporte quatre phases : Om chants (trois fois) avec expiration très prolongée ; Ujjayi ou " souffle victorieux " Bhastrika à raison de 30 respirations par minute et enfin 3 chants Om.

Dans l'ancienne langue sanskrite, Sudarshan se traduit par " vision juste " et Kriya signifie processus de purification. Le Sudarshan Kriya est une méthode de respiration rythmique connue pour créer de profondes transformations chez les personnes qui la pratiquent.

Remarque : En raison du grand nombre de techniques de respiration solaire et du peu de temps dont dispose l'homme moderne, il est recommandé d'étudier et d'évaluer chaque technique en fonction de ses avantages et de ses effets sur vous. Cela peut vous prendre quelques mois. Ensuite, il est conseillé de se plonger dans quelques techniques seulement, celles qui vous apportent une sorte d'énergie calme ou vous aident avec un problème de santé.

Certaines des respirations de cette section ne sont pas des respirations solaires, mais je les mets ici parce qu'elles font partie d' " autres respirations " telles que Buteyko et Okinaga, qui sont plutôt des respirations lunaires.

45. Les techniques de respiration dans GPBalance yoga

*" Le Pranayama a été développé par les anciens
Indiens pour contrôler l'esprit "*

Dans tout type de yoga, la respiration est le fil qui relie les perles (techniques) du collier (yoga). Dans GPBALANCE, c'est la même chose. On pourrait dire que, dans cette méthode, c'est de la plus haute importance. C'est le cœur de la méthode. Nous utilisons une respiration douce et rapide, ou en d'autres termes, une respiration " Lune " et " Soleil " du début à la fin.

Pendant des années, j'ai fait des recherches sur le lien entre la respiration et les hormones. J'ai fait des progrès, mais j'ai encore du chemin à faire. Je n'ai pas encore un soutien total de la science dans cet aspect de la méthode, mais je peux sentir ses avantages. Si vous avez déjà pratiqué le Pranayama et les Kriyas, vous serez certainement d'accord avec moi.

J'ai remarqué que la science médicale occidentale s'est concentrée principalement sur la connexion hormones-respiration, tandis que le yoga a concentré son attention sur la connexion respiration-hormones. Les deux approches sont très importantes et les rejoindre est un des défis que je me suis imposé.

Lorsque vous êtes malade, selon la science médicale, plusieurs hormones dont les neuropeptides hypothalamiques agissant comme neurotransmetteurs et neuromodulateurs dans le système nerveux central interviennent dans la régulation physiologique de la respiration. De plus, certaines hormones qui régulent la respiration agissent sur les poumons et les voies respiratoires. Il est bien connu que la progestérone et la thyroxine stimulent la respiration.

Il est également bien connu que le manque d'air est dû en partie aux changements hormonaux qui se produisent autour de l'ovulation et pendant la phase lutéale (la phase juste après l'ovulation qui va jusqu'à la prochaine période menstruelle). Cette phase dure de 12 à 14 jours d'un cycle menstruel normal. Il est également connu que le manque d'air peut être un signe que vous êtes enceinte, évidemment s'il s'accompagne d'autres symptômes.

Ce que nous savons tous de la respiration, c'est qu'elle utilise des processus chimiques et mécaniques pour transporter l'oxygène vers chaque cellule du corps et en même temps, se débarrasser du dioxyde de carbone. Notre corps a besoin d'oxygène pour obtenir de l'énergie pour continuer à vivre ; le dioxyde de carbone est considéré comme un déchet dans ce processus. Le système respiratoire, assez complexe, prend l'air de l'extérieur, idéalement par le nez, et l'achemine vers les poumons et les cellules de notre corps.

Le flux et le rythme de la respiration sont directement liés au flux et au rythme de nos pensées. Par conséquent, lorsque nous pouvons contrôler notre respiration, nous pouvons contrôler nos pensées.

Dans GPBALANCE, nous utilisons de nombreux types de respiration différents : respiration normale, mais consciente, Ujjay, Bhramari, Bhastrika 1, Bhastrika 2 et Kapalabhati, etc. Dans la première section (il y en a cinq) pratiquée assis, nous travaillons avec chacun de ces différents types de respiration, car chacune est utilisée dans les sections suivantes. Sans maîtriser la respiration, il n'est pas possible de pratiquer GPBALANCE. C'est le cœur de la méthode. C'est la raison pour laquelle nous consacrons autant de temps à la première section. De plus, nous utilisons des Pranayamas tels que Surya et Chandra Bhedana et Nadi Shodhana. Et bien sûr, Kumbhaka, (Antar et Bahya Kumbhaka). Retenir son souffle après une inspiration profonde s'appelle Antar Kumbhaka et retenir son souffle après une expiration, Bahya Kumbhaka. Pendant Kumbhaka, le corps est maintenu immobile. Pas d'inspirations, pas d'expirations. Cela peut être fait volontairement (Sahita Kumbhaka) ou cela peut arriver spontanément pendant la méditation (Kevala Kumbhaka).

Dans la 5ème section de GPBALANCE également pratiqué assis, on travaille de nouveau avec la respiration. Ici, l'accent est mis sur la succion de l'abdomen pour exécuter Uddiyana Bandha, Agnisara Dhauti et Nauli. Pour faire ces techniques, nous devons expirer vigoureusement en utilisant Simhasana. Nous faisons également Kumbhaka lors de la pratique de Asvini Mudra. À la fin de la 5ème section, nous faisons Nadi Shodhana Pranayama, une courte méditation, et terminons avec Neo-Tummo et Shavasana.

J'explique en détail chacune des techniques de GPBALANCE dans le Livre Dix, " La Méthode ".

Dans le Hatha Yoga (Hatha Pradipika, Gheranda Samhita et d'autres textes anciens, nous trouvons des explications détaillées sur de nombreux Pranayamas différents et utiles, mais je les ai laissés de côté car il est impossible de les pratiquer tous, et je pense qu'il est préférable de se concentrer sur un peu d'entre eux si nous les pratiquons quotidiennement, qu'il pleuve ou qu'il fasse beau. Juste pour vous donner une idée, le Hatha Yoga Pradipika décrit huit types de Pranayama : Surya Bhedana, Ujjayi, Shirataki, Shitali, Bhastrika, Bhramari, Murcha et Plavini.

Pour Patanjali, le père du yoga qui a vécu il y a environ 2 500 ans, Kumbhaka est l'essence de la respiration contrôlée consciente utilisée dans le seul but de méditer. Comme vous vous en souvenez, dans le chapitre sur la respiration lunaire, j'ai expliqué ce que je crois que Patanjali voulait nous dire.

Pour comprendre pourquoi et comment fonctionnent les techniques respiratoires de GPBALANCE, il est utile de connaître quelques informations de base sur la composition de votre sang. Le sang est composé de trois parties : les globules rouges qui transportent l'oxygène, les globules blancs et le plasma.

L'hémoglobine est une protéine présente dans les globules rouges. L'une des fonctions de l'hémoglobine est de transporter l'oxygène des poumons vers les cellules, les tissus et les organes du corps où il est libéré pour brûler les nutriments afin de produire de l'énergie. Une fois l'oxygène libéré, le dioxyde de carbone (CO_2) résultant est collecté par l'hémoglobine et renvoyé aux poumons, qui exhalent l'excédent.

Les niveaux d'hémoglobine varient d'une personne à l'autre, mais les chiffres suivants fournissent un guide général pour des résultats normaux :

Homme : 13,8 à 17,2 g/dl (grammes par décilitre)

Femme : 12,1 à 15,1 g/dl

L'hémoglobine a une capacité maximale de transport d'oxygène, et la saturation en oxygène signifie simplement quelle quantité de cette capacité est remplie d'oxygène. La saturation artérielle normale en oxygène se situe entre 95 et 99 %.

L'hématocrite fait référence au pourcentage de globules rouges dans le sang. Dans des conditions normales, l'hématocrite est étroitement lié à la concentration d'hémoglobine dans le sang.

L'hématocrite est généralement de 40,7 et 50,3 % pour les hommes et de 36,1 à 44,3 % pour les femmes.

La rate est un organe qui agit comme une banque de sang ; lorsque le corps signale une demande accrue en oxygène, la rate libère des réserves de globules rouges. Par conséquent, elle joue un rôle important dans la régulation de l'hématocrite sanguin, ainsi que dans la concentration d'hémoglobine. Les techniques d'apnée contribuent de manière significative à la capacité de transport d'oxygène du sang avec l'aide de la rate. L'apnée stimule la contraction splénique.

46. Takeaway - l'essentiel

Yoga

-   La science médicale occidentale s'est concentrée principalement sur la connexion hormones-respiration, tandis que le yoga a concentré son attention sur la connexion respiration-hormones. Les deux approches sont très importantes et les rejoindre est un des défis que je me suis imposé.

-   Le yoga, pour votre connaissance, n'est pas aérobic ou anaérobic, car il s'agit d'être conscient. C'est une forme d'exercice relaxante qui étire les muscles et le corps tout en calmant l'esprit en se concentrant sur la respiration. Les versions athlétiques incluent le Power yoga et l'Ashtanga Vinyasa qui vous font transpirer. Ces formes pourraient être une sorte d'exercice aérobic léger. On peut dire en toute sécurité qu'il existe trois types d'exercices : aérobic, anaérobic et étirement.

- Les sports actifs consomment beaucoup d'énergie ; par conséquent, nous nous sentons fatigués après. Au contraire, dans le yoga, nous accumulons beaucoup d'énergie, principalement à cause de la respiration consciente.

- Les anciens yogis ont découvert que manger et respirer moins prolongeait la vie humaine. Dans de nombreux textes de yoga, vous pouvez lire que " chaque personne naît avec une quantité fixe de nourriture et un nombre fixe de respirations ". Dans d'autres textes, vous pouvez lire : " Chaque personne naît avec un nombre fixe de battements de cœur " .

La respiration

- Quatre-vingt-dix pour cent des gens modernes respirent de manière incorrecte. Cela crée une longue liste de maladies chroniques. Asthme, anxiété, déficit de l'attention, troubles d'hyperactivité, psoriasis et de nombreuses autres maladies qui peuvent être réduites ou inversées en modifiant notre façon de respirer.

- Comment nous respirons déterminera la qualité de nos vies. Très peu de gens respirent correctement et efficacement de nos jours. Toutes ces personnes qui se réveillent le matin avec la bouche sèche ne respirent pas correctement et n'obtiennent pas le som-meil profond et réparateur dont elles ont besoin. Les personnes de plus de 40 ans ont tendance à respirer avec la bouche ouverte pendant leur sommeil. On pourrait penser que cela pourrait être une condition liée à l'âge, mais en fait c'est à cause du stress. Le stress impacte notre respiration.

- La façon dont nous respirons affecte la taille et la fonction de nos poumons. La respira-tion nous permet de pirater notre propre système nerveux, de contrôler notre réponse immunitaire, de restaurer la santé et de nous aider à vivre plus longtemps.

- La respiration consciente nous fait être dans le moment présent, ici et maintenant. La respiration consciente est aussi importante que ce que nous mangeons, l'exercice que nous faisons et la quantité et la qualité de notre sommeil.

- La première chose que nous devons faire est de transformer la respiration inconsciente en respiration consciente. La respiration consciente active la réponse de relaxation du corps, qui à son tour réduit la pression artérielle, diminue le risque d'accident vascu-laire cérébral et améliore la santé cardiovasculaire. Elle est également bonne pour la digestion et l'immunité générale, qui sont toutes deux altérées par le stress.

- Les techniques de respiration trouvées dans ce livre ainsi que dans le livre 10 nous ai-dent à étirer nos poumons et à redresser notre corps, à stimuler le flux sanguin, à équi-librer notre esprit et notre humeur et à exciter les électrons de nos molécules. Ils of-frent la magie de la vie qui se déploie à chaque nouvelle respiration, et ce faisant, nous dormons mieux, courons plus vite et vivons plus longtemps en bonne santé.

- Le pranayama englobe de très nombreux schémas respiratoires différents. Chacun nous sert de différentes manières et nous pouvons utiliser différentes stratégies de res-piration à différents moments pour faciliter notre bien-être. Certaines sont énergi-santes, d'autres facilitent la relaxation, d'autres purifient et d'autres équilibrent l'esprit et le corps.

- La respiration yogique est la base de toutes les techniques de Pranayama. À mon avis, il n'est pas possible de pratiquer une technique de respiration si nous ne sommes pas fa-miliers avec la respiration yogique. Nous pouvons dire avec certitude que c'est l'A.B.C de toutes les autres variantes respiratoires. Ce type de respiration est la première chose que nous enseignons dans les écoles de yoga du monde entier. Au fur et à mesure que nous le pratiquons, vous remarquerez que naturellement et spontanément, un son doux qui semble sortir de la gorge émerge. Ce son est caractéristique de " Ujjayi Pra-nayama ".

- Dans toutes les traditions, la respiration est utilisée comme technique de méditation. La déconnexion de l'ordinateur mental produit un vrai repos du corps et de l'esprit. C'est ce qu'on appelle la " paix mentale ".

- Les émotions ont un impact sur notre respiration. Notre respiration est intimement liée à notre état d'esprit. Elle se raccourcit quand nous avons peur ; va vers la poitrine quand on est stressé ; est irrégulière quand on est anxieux ; est douce et paisible quand nous sommes détendus. Le flux et le rythme de la respiration sont directement liés au flux et au rythme de nos pensées. Par conséquent, lorsque nous contrôlons notre respi-ration, nous contrôlons nos pensées et nos émotions.

- La respiration est contrôlée inconsciemment par le tronc cérébral et les humains mo-difient leur schéma respiratoire en réponse à des stimuli émotionnels et à un effort mental, ce qui suggère que nos processus de pensée affectent le rythme de la respira-tion. Ces nouvelles découvertes suggèrent que la respiration peut également avoir un impact sur notre fonction mentale. Par exemple, respirer rapidement lorsque nous sommes effrayés ou très excités peut optimiser le traitement de l'information dans le cerveau afin que nous puissions penser et agir de manière appropriée et rapide.

- Fondamentalement, il n'y a que deux façons de faire une respiration consciente : lente (qui nous restaure) et rapide (qui mobilise l'énergie en nous). Tout le monde peut pra-tiquer la respiration réparatrice, quel que soit son âge ou sa condition physique. La res-piration active ou excessive est très bonne pour traiter les dysfonctionnements tels que les maladies auto-immunes et supporter les températures froides.

- Afin de ne pas vieillir si vite, nous devons respirer régulièrement pendant toute la jour-née et la nuit beaucoup plus lentement que ce à quoi nous sommes habitués, et le faire inconsciemment, comme nous respirons normalement.

- Naturellement, plus d'air entre par une narine tout au long de la journée. C'est parce que le sang change son flux d'une narine à l'autre toutes les quatre-vingt-dix minutes. Du coup, l'une se ferme un peu et l'autre s'ouvre. La science a démontré que lorsque la narine gauche est plus ouverte, l'hémisphère droit est plus dominant, activant la créa-tivité et l'émotivité. De l'autre côté, lorsque le côté droit est plus ouvert, l'hémisphère gauche est plus dominant, activant les fonctions analytiques et rationnelles de l'esprit. Grâce à Nadi Shodhana Pranayama, les yogis ont pu modifier le rythme naturel de l'air qui entre par les narines en créant un équilibre entre les deux hémisphères du cerveau et le système nerveux : un équilibre entre excitation et relaxation (système nerveux sympathique et parasympathique).

-   Pendant la respiration abdominale, la lymphe est aspirée par la circulation sanguine, neutralisant et détruisant les cellules mortes, réduisant la rétention d'eau et améliorant la détoxification du corps.

L'excès de respiration

-   L'habitude inconsciente de la respiration excessive a atteint des proportions épidémiques dans le monde industrialisé, et elle est très préjudiciable à notre santé. La façon dont vous respirez au quotidien détermine la façon dont vous respirez pendant l'exercice physique. Respirer trop d'air dans la vie quotidienne se traduit par un essoufflement excessif pendant l'exercice.

-   La respiration excessive provoque le rétrécissement des voies respiratoires, limitant la capacité de votre corps à s'oxygéner, et la constriction des vaisseaux sanguins, entraînant une réduction du flux sanguin vers le cœur et d'autres organes et muscles. Pour la plupart des gens, 2 minutes de respiration intense suffisent à réduire la circulation sanguine dans tout le corps, y compris le cerveau, ce qui peut provoquer une sensation de vertige et des étourdissements.

-   Respirer 6 fois par minute améliore le flux sanguin vers le cerveau et améliore les fonctions du cœur, de la circulation et du système nerveux. Ce modèle de respiration est utilisé chez les patients souffrant d'anxiété et de dépression. À bien des égards, ce type de respiration offre les mêmes avantages que la méditation pour les personnes qui ne veulent pas méditer.

Le nez

- Le nez humain est responsable de 30 fonctions du corps. Le nez est le premier point de défense de notre corps contre l'air entrant, mais l'une des principales fonctions du nez est d'engager le diaphragme, qui en plus d'être le principal muscle de la respiration, est également lié à vos émotions.

- Lorsque vous faites des exercices physiques, vous devez toujours respirer par le nez. Au début, ce sera difficile, surtout si les exercices sont exigeants, mais au bout de quelques mois, vous vous habituerez à ne respirer que par le nez. Vos performances augmenteront et le nombre de respirations par minute diminuera par rapport au nombre de respirations par minute effectuées par la bouche.

- Ce que beaucoup de gens ne considèrent jamais, c'est le rôle inattendu du nez dans des problèmes comme la dysfonction érectile, ou comment il peut déclencher une cavalcade d'hormones et de produits chimiques qui abaissent la tension artérielle et facilitent la digestion, ou même comment il réagit aux étapes du cycle menstruel d'une femme, comment il régule notre rythme cardiaque, ouvre les vaisseaux de nos orteils et stocke des souvenirs. La densité de vos poils nasaux aide même à déterminer si vous souffrirez d'asthme.

ÓL'oxyde nitrique

- L'oxyde nitrique est une molécule clé du système cardiovasculaire qui aide à maintenir les vaisseaux sanguins en bonne santé et régule la pression artérielle, ce qui a un impact sur la santé et la longévité. On l'a surnommée " la molécule miracle ". L'oxyde nitrique a ouvert la voie, entre autres innovations, au Viagra. Ce gaz est produit à l'intérieur de la cavité nasale et de la paroi des milliers de kilomètres de vaisseaux sanguins dans tout le corps.

- L'oxyde nitrique en plus d'avoir un rôle important dans la vasorégulation (l'ouverture et la fermeture des vaisseaux sanguins), joue également un rôle clé dans l'homéostasie (la manière dont le corps maintient un état d'équilibre physiologique stable pour rester en vie), la défense immunitaire et respiration. Il aide à prévenir l'hypertension artérielle, à réduire le cholestérol, à garder les artères jeunes et flexibles et à prévenir l'obstruction des artères par la plaque et les caillots. Tous ces avantages réduisent votre risque de crise cardiaque et d'accident vasculaire cérébral.

- En plus d'améliorer votre vie sexuelle, ce gaz unique agit également comme un mécanisme de défense contre les micro-organismes grâce à son activité antivirale et anti-microbienne, réduisant potentiellement le risque de maladie et améliorant la santé globale. Les femmes bénéficient aussi du NO car ce gaz joue un rôle similaire dans les organes génitaux féminins, aidant à augmenter la libido.

Le diaphragme

- C'est une couche de muscle en forme de dôme qui sépare le thorax (qui abrite le cœur et les poumons) de l'abdomen (qui abrite les intestins, l'estomac, le foie et les reins). Le diaphragme est notre principal muscle respiratoire et, s'il est utilisé correctement, il permet une respiration profonde et efficace. De mauvaises habitudes respiratoires ne tirent pas pleinement parti du diaphragme et encouragent plutôt une sur-respiration inefficace à partir du haut de la poitrine.

- Il se contracte automatiquement environ entre 15 à 17 fois par minute durant toute notre vie. Le diaphragme est le seul organe du corps conçu pour le mouvement volontaire. Vous pouvez immédiatement prendre le contrôle du diaphragme. Ainsi, la respiration représente un pont entre le contrôle conscient et inconscient du corps.

- Lorsque la respiration est retenue après une expiration, l'apport d'oxygène est stoppé tandis que le dioxyde de carbone s'accumule dans le sang. Pendant cette pause, l'oxygène ne peut pas entrer dans les poumons et le dioxyde de carbone ne peut pas quitter la circulation sanguine. Le centre respiratoire, remarquant le changement des gaz sanguins, communique avec le diaphragme pour reprendre la respiration et le diaphragme se contracte vers le bas pour tenter de permettre au corps de respirer. Cependant, la respiration ne peut pas reprendre tant que la respiration est retenue, et le cerveau commence à envoyer des messages de plus en plus fréquents au diaphragme, provoquant une intensification de ses spasmes. Vous pouvez en faire l'expérience simplement en retenant votre souffle jusqu'à ce que vous ressentiez un fort besoin de respirer. Au début, vous ressentirez un spasme isolé du diaphragme, mais cela sera bientôt suivi de spasmes plus intenses et plus rapides lorsque le corps tentera de reprendre sa respiration.

VO$_2$ Max

- L'absorption maximale d'oxygène ou VO$_2$ max fait simplement référence à la capacité maximale de votre corps à transporter et à utiliser l'oxygène en 1 minute lors d'un exercice maximal ou approfondi. La VO$_2$ max est un facteur qui peut déterminer la capacité d'un athlète à faire de l'exercice physique et constitue le meilleur indicateur de l'endurance cardiorespiratoire et de la capacité aérobique. Dans les sports qui nécessitent une endurance exceptionnelle comme le cyclisme, l'aviron, la natation et la course, les athlètes de classe mondiale ont un VO$_2$ max élevé.

Respiration par la bouche

- La respiration n'est pas une fonction de la bouche. Si vous lisez un livre médical sur la fonction de la bouche, vous ne trouverez jamais la respiration comme l'une d'elles.

- Respirer par la bouche fait grimper les catécholamines (hormones produites principalement par les glandes surrénales) et les hormones liées au stress, ce qui suggère que notre corps est soumis à une contrainte physique et mentale. Dans le même temps, la tension artérielle augmente et la variabilité du rythme cardiaque chute. Le corps humain a évolué pour pouvoir respirer à travers deux canaux pour une raison. Cela augmente nos chances de survie. Si le nez est obstrué, la bouche devient un système de ventilation de secours.

- La respiration buccale assèche la bouche. Une bouche sèche signifie que la salive ne peut pas laver les bactéries de la bouche. Cela peut entraîner une mauvaise haleine (halitose), des maladies parodontales telles que la gingivite et les caries dentaires, des infections de la gorge et des oreilles. C'est encore plus dommageable que la consommation de sucre, une mauvaise alimentation ou une mauvaise hygiène.

- La respiration buccale peut entraîner une faible concentration d'oxygène dans le sang. Ceci est associé à l'hypertension artérielle et à l'insuffisance cardiaque. Des études montrent que la respiration buccale peut également diminuer la fonction pulmonaire et aggraver les symptômes et les exacerbations chez les personnes asthmatiques.

- Saviez-vous que la respiration par la bouche fait perdre au corps 40 % d'eau en plus ? Pendant les phases de sommeil les plus profondes et les plus reposantes, l'hypophyse, une glande de la taille d'un pois située à la base du cerveau, sécrète des hormones qui contrôlent la libération d'adrénaline, d'endorphines, d'hormone de croissance et d'autres substances, dont la vasopressine, qui communique avec les cellules pour stocker plus d'eau. C'est ainsi que les animaux peuvent dormir toute la nuit sans avoir soif ni avoir besoin de se soulager. Mais si le corps souffre, par exemple, d'apnée du sommeil, la vasopressine ne sera pas sécrétée normalement. Les reins libèrent de l'eau, ce qui déclenche le besoin d'uriner et signale à notre cerveau que nous devons consommer plus de liquide. Nous avons soif et nous avons besoin d'uriner davantage.

- La personne qui respire principalement par la bouche, subira tôt ou tard les conséquences du manque de Prana, la plus importante étant une faible immunité contre les maladies contagieuses. Parmi les mammifères, l'homme est le seul à avoir la mauvaise habitude de respirer par la bouche.

Score BOLT

- Le test implique une apnée après une expiration normale. Ce n'est pas une apnée tradi-tionnelle où l'on bloque sa respiration après une inspiration profonde. L'apnée tradi-tionnelle peut être utilisée pour mesurer votre capacité pulmonaire en oxygène qui dé-pend de votre âge, de votre sexe et de votre souplesse pulmonaire. Une apnée après une expiration permet de mesurer votre capacité d'oxygénation cellulaire. Sans oxygène dans vos poumons, le corps n'a d'autre choix que d'utiliser l'oxygène disponible dans les cellules.

- BOLT ne vérifie pas combien de temps vous pouvez retenir votre respiration, mais à quelle vitesse votre corps réagit au manque d'air. Il mesure la durée d'une apnée con-fortable et détermine le volume respiratoire relatif pendant le repos et l'essoufflement pendant l'exercice.

- Le SCORE BOLT diffère des autres tests d'apnée car il représente la durée jusqu'au premier désir définitif de respirer. Retenir sa respiration jusqu'à ce que vous ressentiez le premier désir naturel de respirer fournit des informations utiles sur la rapidité avec laquelle la première sensation d'essoufflement se produit et constitue un outil très utile pour évaluer l'essoufflement. D'autres tests d'apnée ont tendance à se concentrer sur la durée maximale pendant laquelle vous pouvez retenir votre souffle. Cette mesure n'est pas trop fiable car elle peut être influencée par la volonté.

- Pour améliorer votre SCORE BOLT, la première chose à faire est de respirer par le nez jour et nuit. Arrêtez de soupirer et évitez de prendre de grandes respirations lorsque vous bâillez ou parlez. Les personnes dont le SCORE BOLT est faible sont souvent fati-guées et bâillent fréquemment tout au long de la journée. Les personnes qui parlent pour gagner leur vie doivent être conscientes que leur respiration ne doit pas être en-tendue pendant qu'elles parlent. N'oubliez pas d'observer votre respiration tout au long de la journée. Une bonne respiration pendant le repos ne doit pas être audible.

-   Lorsque vous retenez votre respiration, vous empêchez l'oxygène d'entrer dans vos poumons et à l'excès de dioxyde de carbone d'être expulsé dans l'atmosphère. Au fur et à mesure que l'apnée se poursuit, le dioxyde de carbone s'accumule dans les poumons et le sang, tandis que les niveaux d'oxygène diminuent légèrement. Étant donné que le dioxyde de carbone est le principal stimulus de la respiration, la durée de votre temps d'apnée est influencée par la quantité de dioxyde de carbone que vous pouvez tolérer.

Kechari Mudra

-   Lors de la respiration, la " conscience " est un mot-clé. Nous traversons la vie sans vraiment nous rendre compte si nous respirons par le nez ou par la bouche. Pendant la journée, lorsque nous nous reposons et lorsque nous dormons la nuit, la langue doit reposer sur le toit de la bouche pour libérer les voies respiratoires. Il n'est donc pas surprenant que les sages indiens aient développé la technique Kechari Mudra.

-   Cet outil est également très important car lorsque la langue appuie sur le toit du palais mou lors de la pratique, il est impossible de respirer par la bouche !

Ronflement

-   Le ronflement peut être causé par plusieurs facteurs, tels que l'anatomie de votre bouche et de vos sinus, la consommation d'alcool, des allergies, un rhume et votre poids. Lorsque vous

vous endormez et que vous passez d'un sommeil léger à un sommeil profond, les muscles du palais (palais mou), de la langue et de la gorge se détendent. Les tissus de votre gorge peuvent se détendre suffisamment pour bloquer partiellement vos voies respiratoires et vibrer. Plus vos voies respiratoires sont rétrécies, plus le flux d'air devient puissant. Cela augmente les vibrations des tissus, ce qui augmente le volume de vos ronflements.

Sexe et respiration

- Les anciens yogis recommandent que l'homme se couche sur son côté gauche et la femme sur son côté droit. En quelques minutes, l'homme respirera principalement par la narine droite et la femme par la gauche, une condition qui favorise l'union sexuelle pendant l'heure suivante, voire plus.

- Une respiration rapide, erratique et superficielle est liée à la colère et à la luxure. Pendant l'acte sexuel, il est recommandé de respirer lentement, en retenant le souffle sur les poumons semi-vides. Dans le sexe tantrique, le couple garde l'esprit libre et détaché, complètement à l'opposé du sexe conventionnel occidental, où la plupart du temps existe un certain degré de possession et de dépendance.

- Un texte ancien, le Goraksha Samhita déclare : " Si le souffle est en mouvement, la semence sera également en mouvement ; quand le souffle est arrêté, le sperme aussi sera arrêté "

Respiration intermittente

Quand je pratique le yoga, je respire moins et plus profondément. Ce type de respiration est ce que j'appelle la " respiration intermittente " et comme le jeûne intermittent, il existe de nombreux régimes de respiration intermittente différents.

- La respiration intermittente consiste à faire des pauses respiratoires (retenir le souffle) de quelques secondes pendant notre rythme respiratoire normal. Ces pauses respiratoires ont de forts effets physiologiques. Pour commencer, votre énergie augmentera (meilleur métabolisme), et vous éliminerez beaucoup de stress. Lorsque vous êtes stressé, vous respirez plus d'oxygène (hyperventilation) et votre cœur bat plus vite. Le stress en général, génère de l'hyperventilation.

La rétention respiratoire

- Dans la respiration, il y a trois phases : l'inspiration, l'expiration et la rétention respiratoire à poumons pleins ou vides. L'apnée est la pause après chaque inspiration et expiration, qui peut être prolongée à volonté pendant quelques secondes ou minutes. Lorsque nous pouvons retenir notre souffle, le cœur bat de moins en moins vite et ses muscles se reposent. L'apnée est très importante dans le yoga car lorsque nous le faisons consciemment, cela a de nombreux avantages pour notre santé.

- Kumbhaka, ou apnée, peut être pratiqué à poumons vides ou à poumons pleins d'air. Retenir sa respiration à poumons vides est recommandé pour les personnes souffrant d'hypertension artérielle. Merci de ne pas dépasser vos limites naturelles. L'apnée avec les poumons pleins n'est pas recommandée pour les personnes souffrant d'hypertension artérielle ou souffrant de problèmes cardiaques.

- Retenir le souffle poumons vides permettra au dioxyde de carbone de s'accumuler, et il commencera à extraire l'oxygène du sang et dans les tissus. Parce qu'aucun nouvel oxygène n'y pénètre et qu'il n'y a pas d'air dans les poumons, votre saturation en oxygène dans le sang commencera à chuter rapidement. Un oxymètre de pouls montre comment la saturation en oxygène diminue et la fréquence cardiaque change (moins de battements par minute). Votre corps va essayer de s'adapter à ces faibles niveaux d'oxygène dans le sang.

- La rate est un organe qui agit comme une banque de sang ; lorsque le corps signale une demande accrue en oxygène, la rate libère des réserves de globules rouges. Par conséquent, elle joue un rôle important dans la régulation de l'hématocrite sanguin, ainsi que sur la concentration d'hémoglobine. Les techniques d'apnée contribuent de manière significative à la capacité de transport d'oxygène du sang avec l'aide de la rate. L'apnée stimule la contraction splénique.

- L'érythropoïétine, souvent connue sous le nom d'EPO, est une hormone sécrétée par les reins en réponse à la réduction des niveaux d'oxygène dans le sang. L'une des fonctions de l'EPO est de stimuler la maturation des globules rouges dans la moelle osseuse, augmentant ainsi l'apport d'oxygène aux muscles. L'apnée est un moyen efficace de stimuler la libération d'EPO, vous permettant d'alimenter votre sang avec des niveaux accrus d'oxygène, améliorant ainsi vos performances sportives. La concentration d'EPO peut augmenter jusqu'à 24 % lorsque le corps est soumis à des niveaux d'oxygène inférieurs à l'aide d'exercices d'apnée.

- Les rétentions respiratoires recommandées dans ce livre sont sans danger, cependant, les personnes souffrant d'hypertension artérielle, de maladies cardiaques, de diabète de type 1, les femmes enceintes ou les personnes ayant une maladie grave, ne doivent pas s'entraîner à retenir leur respiration.

- Bien que l'entraînement en apnée augmente la tolérance au dioxyde de carbone, il n'émousse pas la réaction de sécurité du cerveau à la privation d'oxygène. C'est là que les techniques d'apnée délibérée diffèrent considérablement de l'état physiologique de l'apnée du sommeil, où la respiration est retenue involontairement pendant le sommeil, entraînant parfois de graves problèmes de santé.

- La recherche a montré que les techniques d'apnée peuvent améliorer la tolérance d'un individu à l'hypoxie (faible taux d'oxygène dans le sang) et réduire l'acidité du sang, en éliminant le stress oxydatif et en réduisant l'accumulation d'acide lactique.

Maladies auto-immunes

- En termes simples, ces maladies sont le résultat d'un système immunitaire qui se dérègle et commence à attaquer les tissus sains. Les articulations s'enflamment, les muscles et les fibres nerveuses se dégradent, des éruptions cutanées recouvrent la peau. Ces maladies portent plusieurs noms : asthme, polyarthrite rhumatoïde, sclérose en plaques, maladie de Hashimoto, diabète de type I, maladie d'Addison, maladie de Grave, lupus, sclérose en plaques, etc.

- Pour certaines maladies immunitaires, les apnées sont recommandées, pour d'autres, une respiration profonde suivie d'une apnée.

Asthme

- L'asthme est une maladie immunitaire qui provoque une constriction et des spasmes dans les voies respiratoires. Les polluants, la poussière, les infections virales et l'air froid peuvent provoquer de l'asthme. L'asthme peut également être provoqué par une respiration excessive. Une fois qu'une attaque commence, les choses vont de mal en pis. Plus de respiration mais plus de sensations d'essoufflement s'ensuivent, plus de constriction, plus de panique et plus de stress. De nombreux asthmatiques se sont entraînés à respirer moins et ont signalé une amélioration spectaculaire.

- La respiration excessive peut avoir des effets plus profonds sur le corps au-delà de la simple fonction pulmonaire et des voies respiratoires resserrées. Lorsque nous respirons trop, nous expulsons trop de dioxyde de carbone et notre pH sanguin augmente pour devenir plus alcalin ; lorsque nous respirons plus lentement et que nous retenons plus de dioxyde de carbone, le pH baisse et le sang devient plus acide.

Oxydation

-   L'accumulation de radicaux libres dans les tissus est appelée
    " oxydation ". La médecine utilise plusieurs moyens pour lutter
    contre l'oxydation (rouille) des tissus dans le but d'éviter que
    ces déchets ne restent à l'intérieur des cellules. L'un d'eux est la
    consommation élevée de vitamine C dans notre alimentation.
    La vitamine C est l'un des meilleurs composés antioxydants.
    De nombreuses études scientifiques ont révélé que la plupart
    des techniques de Pranayama diminuent l'oxydation des tissus
    en rajeunissant tout le corps.

-   La respiration est un excellent moyen de ralentir le vieillissement
    du corps et de l'esprit. C'est parce que les cellules reçoivent
    de l'oxygène supplémentaire. Le vieillissement cellulaire, c'est-
    à-dire le vieillissement de tout le corps, se produit à cause
    de l'augmentation progressive des dépôts intracellulaires de
    " radicaux libres ". L'accumulation de radicaux libres dans les
    tissus est appelée " oxydation ".

-   " La contribution du yoga au rajeunissement des organes de
    notre corps est liée à une diminution du nombre de respirations
    et de la fréquence des battements cardiaques. Cela signifie une
    diminution du rythme métabolique et moins de consommation
    d'énergie, moins d'apport énergétique des cellules et moins
    d'oxydation du glucose, et moins de formation de radicaux
    libres ".

-   L'oxydation est un processus normal et nécessaire qui se
    déroule dans votre corps. Le stress oxydatif, quant à lui, se
    produit lorsqu'il existe un déséquilibre entre l'activité des
    radicaux libres et l'activité antioxydante. Lorsqu'ils fonctionnent
    correctement, les radicaux libres peuvent aider à combattre
    les agents pathogènes. Les agents pathogènes entraînent des
    infections.

Oxygénation

-   L'oxygène est le carburant dont les muscles ont besoin
    pour fonctionner efficacement. Une idée fausse, courante,

cependant, est que respirer un plus grand volume d'air augmente l'oxygénation du sang. Il est physiologiquement impossible d'augmenter la saturation en oxygène du sang de cette manière car le sang est presque toujours complètement saturé. Ce serait comme verser plus d'eau dans un verre déjà rempli à ras bord.

-   Beaucoup de gens ont du mal à comprendre qu'il est impossible de prendre de plus grandes respirations pour obtenir plus d'oxygène. Pendant des années, nous avons été endoctrinés avec les avantages de prendre des " respirations profondes " par des conseillers en stress, des professeurs de yoga, des physiothérapeutes et des entraîneurs sportifs bien intentionnés. Prendre une grande respiration fait du bien ; c'est comme étirer le corps après s'être assis pendant longtemps.

Dioxyde de carbone (CO_2)

-   Lorsqu'une personne hyperventile, beaucoup de dioxyde de carbone est perdu. Tout le monde sait que le corps a besoin d'oxygène pour survivre, mais tout le monde ne sait pas qu'il a aussi besoin de dioxyde de carbone. Cet élément est fondamental pour maintenir le bon mélange d'acidité et d'alcalinité, essentiel pour maintenir le bon métabolisme cellulaire. Lorsque le corps perd trop de dioxyde de carbone, le métabolisme passe d'acide à alcalin, comme dans le cas de quelqu'un qui escalade une haute montagne. La faible teneur en oxygène de l'air à haute altitude nous oblige à respirer rapidement en produisant une perte excessive de dioxyde de carbone.

-   La quantité d'oxygène que vos muscles, organes et tissus peuvent utiliser ne dépend pas entièrement de la quantité d'oxygène dans votre sang. Nos globules rouges sont presque toujours saturés de 95 à 99 % d'oxygène et c'est suffisant même pour les exercices les plus intenses. Étant donné que vos globules rouges sont déjà saturés d'oxygène, absorber plus d'oxygène en respirant profondément ne fera rien. Ce qui est important, c'est d'extraire cet oxygène des globules rouges afin qu'il puisse être utilisé par tout le corps. Le dioxyde de carbone (CO_2) est précisément ce qui permet la libération d'oxygène des globules rouges.

- La respiration libère du dioxyde de carbone. La respiration supervise 70% du nettoyage du corps des toxines (les 30% restants se font par la vessie et les intestins.) Si vous ne respirez pas complètement, votre corps doit faire des heures supplémentaires pour libérer ces toxines.

- L'hémoglobine est la protéine à l'intérieur des globules rouges qui transportent l'oxygène. Une augmentation du dioxyde de carbone diminue le pH sanguin et l'hémoglobine libère leur charge d'oxygène afin qu'elle puisse être utilisée par les muscles et les organes. Une diminution du dioxyde de carbone augmente le pH et fait que l'hémoglobine retient plus d'oxygène.

- La respiration profonde épuise le dioxyde de carbone (CO_2). Cela permet à plus d'oxygène de remplir votre système. Cet oxygène remplit toutes vos cellules et parce que vous êtes " chargé " d'oxygène, vous vous sentez bien. Physiologiquement, vous devenez complètement chargé - le dioxyde de carbone s'éteint et l'oxygène commence à se déplacer librement dans tout le corps en remplissant chaque cellule.

- La plupart des gens pensent que le dioxyde de carbone n'est qu'un gaz résiduaire que nous exhalons de nos poumons. Ils ont tort! C'est la clé qui permet à l'oxygène libéré par les globules rouges d'être métabolisé par l'organisme. C'est ce qu'on appelle l'effet Bohr. Comprendre ce principe nous aidera à arrêter de respirer.

- L'effet Bohr explique la libération d'oxygène vers les muscles et les organes. La plupart d'entre nous ne réalisent pas que la quantité de dioxyde de carbone présente dans nos cellules sanguines détermine la quantité d'oxygène que nous pouvons utiliser. L'essentiel est le suivant : la façon dont nous respirons détermine les niveaux de dioxyde de carbone présents dans notre sang. Lorsque nous respirons correctement, nous avons suffisamment de dioxyde de carbone et notre respiration est calme, contrôlée et rythmée. Si nous respirons trop, notre respiration est lourde, plus intense et erratique et nous exhalons trop de dioxyde de carbone, laissant notre corps à bout de souffle pour l'oxygène.

- Les preuves scientifiques montrent clairement que le dioxyde de carbone est un élément essentiel non seulement pour réguler notre respiration, optimiser le flux sanguin et libérer de l'oxygène vers les muscles, mais aussi pour maintenir des niveaux de pH corrects.

Système nerveux autonome

- Les êtres humains ont un système nerveux autonome (SNA) qui est le système de régulation automatique des nerfs du corps qui effectue toutes les tâches de fond qui maintiennent le fonctionnement du corps. Le SNA est composé de trois sous-systèmes distincts, le système nerveux parasympathique (SNP), le système nerveux sympathique (SNS) et le système nerveux entérique (SNE)

- Le système nerveux parasympathique est responsable de plusieurs de nos fonctions de repos telles que la diminution du rythme cardiaque, l'augmentation de l'activité digestive et des glandes et l'excitation sexuelle.

- Le système nerveux sympathique est principalement associé à la modulation des hormones et des neurotransmetteurs liés aux réponses " fuite ou combat ".

- Le système nerveux entérique est généralement considéré par les scientifiques comme étant principalement impliqué dans la digestion des aliments, l'élimination des déchets et l'envoi de signaux de satiété/faim au cerveau.

Nerf Vague

- Le nerf vague est le nerf le plus long et le plus ramifié du système nerveux parasympathique, le 10e des 12 nerfs crâniens. Il régule les aspects critiques de la physiologie humaine, notamment la fréquence cardiaque, la pression artérielle, la transpiration, la digestion et même la parole. Pour cette raison, la science médicale a longtemps cherché des moyens de moduler la fonction de ce nerf.

- Le nerf vague gauche est vital car il régule la fréquence cardiaque et les sécrétions digestives. Il a également un rôle important pour le palais mou et le pharynx. Il nous permet de ressentir la douleur et la sensibilité dans le larynx, le pharynx, l'épiglotte et dans le palais mou lui-même. C'est aussi l'une des raisons pour lesquelles nous utilisons tout le temps Kechari Mudra dans GPBALANCE.

- Le nerf vague est peut-être l'organe le plus pertinent de notre corps par rapport à notre tranquillité d'esprit et notre bonheur. En fait, c'est ce qui active et désactive les organes en réponse au stress.

- Un nerf vague sain est essentiel pour éprouver de l'empathie et favoriser les liens sociaux, et il est crucial pour notre capacité à observer, percevoir et prendre des décisions complexes. Les personnes dont l'activité vagale est altérée ont reçu un diagnostic de dépression, de troubles paniques, de trouble de stress post-traumatique (TSPT), de syndrome du côlon irritable, d'anxiété, de troubles paniques, de sautes d'humeur violentes, de fibromyalgie, d'Alzheimer précoce et d'obésité.

- Il existe de nombreuses preuves scientifiques suggérant que le rire et les sanglots sont extrêmement bénéfiques pour notre santé et dans le contexte de la recherche sur le nerf vague, il est évident que ces deux actes peuvent favoriser la guérison et le bien-être grâce à l'augmentation de la stimulation vagale.

- Les puissantes techniques de respiration que nous utilisons dans GPBALANCE stimulent naturellement le nerf vague ainsi que les pratiques associées des asanas de yoga, du pranayama et de la méditation qui ouvrent efficacement ce canal vital d'énergie.

Cœur

- Votre cœur bat environ 100 000 fois en une journée et environ 35 millions de fois en un an. Au cours d'une vie moyenne, le cœur humain battra plus de 2,5 milliards de fois. On sait depuis longtemps que la durée de vie est inversement liée à la fréquence car-diaque au repos dans la plupart des organismes.

- L'association entre la fréquence cardiaque et la survie a été attribuée au taux métabo-lique, qui est plus élevé chez les petits animaux et est directement associé à la fré-quence cardiaque.

- La variabilité de la fréquence cardiaque (VFC) n'est PAS la fréquence cardiaque. La fré-quence cardiaque n'est que votre nombre moyen de battements de cœur, tandis que la VFC est la petite différence entre chaque battement de cœur. La VFC est un biomar-queur puissant qui a aidé de nombreuses personnes à améliorer leur entraînement et leur récupération, à se mettre en forme, plus rapidement et à être plus fort, à être en meilleure santé et à lutter contre les maladies chroniques, à améliorer leur santé men-tale et à gérer leur stress. La clé de la puissance de la VFC est sa connexion profonde avec votre système nerveux, qui contrôle et répond à de nombreux processus corpo-rels importants, comme la digestion, la respiration, le métabolisme, la vision, l'ouïe, l'odorat et la fonction sexuelle.

Respiration lunaire

- La respiration lunaire représente la partie " Tha " du Hatha Yoga, l'énergie lente, passive et féminine. Certaines techniques de respiration lunaire peuvent également être appelées " respiration réparatrice " car nous utilisons la respiration pour détendre le corps et l'esprit. Respirer lentement et consciemment peut avoir d'énormes effets bénéfiques sur votre santé et votre bien-être physique et mental, surtout si vous êtes stressé, agité ou inquiet.

- Dans des textes anciens comme la Bhagavad Gita et les Yoga Sutras de Patanjali, Pranayama signifiait " l'arrêt complet de la respiration ". Hatha Yoga Pradipika déclare que Kumbhaka force le souffle dans le canal central Sushumna (permettant à la Kundalini de s'élever et de provoquer la libération de l'esprit).

- Selon Patanjali, " le Pranayama est la cessation du mouvement d'inspiration et d'expiration " (Sutra 49). La rétention est importante car elle permet une plus longue période d'assimilation du Prana, tout comme elle laisse plus de temps pour l'échange des gaz dans les cellules, c'est-à-dire l'oxygène et le dioxyde de carbone.

- Patanjali a mentionné trois éléments dans le processus de respiration : l'expiration, l'inspiration et la rétention. L'acte de focaliser l'esprit sur la respiration génère un quatrième élément : Chaturthah. Le souffle est devenu si doux, léger, long et délicat qu'on ne sait plus si on respire vraiment. L'esprit ne s'intéresse plus au corps ni à la respiration. Il se dirige vers l'immobilité. Il faut tout lâcher (Aksepa), surtout l'acte (Visaya) d'inspirer ou d'expirer. Lorsque l'immobilité envahit l'esprit, vous ne saurez pas si vous expirez (Bahya) ou inspirez (Abhyantara). Le souffle est suspendu, et vous ne le remarquerez même pas. Il y a tellement de tranquillité, de sérénité, de paix... C'est Kevala Kumbhaka. Ainsi, le quatrième élément n'est pas intéressé par le processus d'expiration ou d'inspiration.

Respiration solaire

- La respiration solaire ou solaire représente la partie " Ha " du Hatha Yoga. C'est le côté rapide, actif et masculin de la respiration. La respiration du soleil peut aussi être appelée " respiration forte " ou " respiration excessive ". Plus de respiration, a une mauvaise réputation, et à juste titre. Nourrir le corps de plus d'air qu'il n'en a besoin est dommageable pour les poumons jusqu'au niveau cellulaire. Aujourd'hui, la plupart d'entre nous respirons plus que nous ne le devrions de toute façon, sans s'en rendre compte. Cependant, vous obliger à respirer fortement pendant une courte période intense peut être profondément thérapeutique, et c'est ce que fait un pranayama vigoureux. Il stresse exprès le corps pendant un petit moment afin qu'il puisse fonctionner correctement pour le reste de la journée et de la nuit. La respiration lourde consciente nous apprend à être les pilotes de notre système nerveux autonome, pas les passagers.

Neo-Tummo

- Le but de la respiration profonde (Neo-Tummo) est d'induire un état hypométabolique où l'éveil autonome et mental sont minimes. C'est un état de repos réparateur, une contre-anxiété, une contre-réaction du corps au stress induite par l'utilisation de la respiration qui accompagne la relaxation pour déclencher une réponse musculaire similaire du corps. Elle contre les effets néfastes qu'un stress prolongé peut avoir sur notre corps.

- La pratique de Tummo associée à une exposition régulière au froid libère les hormones du stress, l'adrénaline, le cortisol et la noradrénaline sur commande. La poussée d'adrénaline donne de l'énergie aux personnes respirant lourdement et libère une batterie de cellules immunitaires programmées pour guérir les blessures, combattre les agents pathogènes et les infections. L'énorme pic de cortisol aide à dégrader les réponses immunitaires inflammatoires à court terme, tandis qu'une giclée de noradrénaline redirige le flux sanguin de la peau, de l'estomac et des organes reproducteurs vers les muscles, le cerveau et d'autres zones essentielles dans les situations stressantes. Tummo ouvre la pharmacie du cerveau, inondant la circulation sanguine d'opioïdes autoproduits, de dopamine et de sérotonine simplement en faisant quelques centaines de respirations rapides et lourdes.

- L'HYPERVENTILATION cyclique (respirer fortement) suivie d'une HYPOVENTILATION (retenir le souffle à poumons vides) provoque initialement une baisse de CO_2 lorsque vous expirez. C'est ce qu'on appelle l'HYPOCAPNIE (faible CO_2) puis l'HYPOXIE (faible O2) qui est causée par l'apnée.

Respiration

- Le mot " travail respiratoire " (breathwork) est un terme New Age pour diverses pratiques de respiration dans lesquelles le contrôle conscient de la respiration est censé influencer l'état mental, émotionnel ou physique d'une personne, avec un effet thérapeutique. Il dérive de diverses traditions spirituelles et pré-scientifiques du monde entier. Il a été lancé en Occident par Wilhelm Reich, docteur autrichien en médecine et psychanalyse, disciple de Sigmund Freud, qui s'est fait connaître comme l'une des figures les plus radicales de l'histoire de la psychiatrie pour ses théories sur l'énergie vitale des orgasmes sexuels.

- Les techniques de respiration expliquées dans ce livre ne sont pas une panacée générale pour toutes les maladies. Respirer rapidement, lentement ou pas du tout ne peut pas inverser un cancer de stade IV, mais peut aider à l'atténuer. Les problèmes graves nécessitent une attention médicale urgente. L'amélioration de l'alimentation et de l'exercice, l'élimination des toxines et des facteurs de stress ont un effet profond et durable sur la prévention et le traitement de la plupart des maladies chroniques modernes. La respiration est l'un des piliers manquants de la santé.

- Il est conseillé d'apprendre les techniques de respiration GPBALANCE avec un professeur certifié. La liste des professeurs certifiés dans le monde est disponible sur www.gpbalance.com

47. Mots clés et concepts clés

Respiration abdominale, Acétylcholine, Aérobique, Anaérobie, Ondes cérébrales alpha, bêta, delta, thêta et gamma, Acide, Alcalin, Angiogenèse, Glandes surrénales, Adrénaline, Agnisara Dhauti, Ondes Alpha, Bêta, Delta, Thêta et Gamma, Asana, Asthme, Ashvini Mudra, ATP, Autonome, Bhastrika Pranayama, Bija Mantra, Effet Bohr, SCORE BOLT, Respiration, Bhramari, Rétention de la respiration (Kumbhaka), Méthode Buteyko, Les glucides, Dioxyde de carbone (CO_2), Catécholamines, Cellule, Chandra et Surya Bhedana, Chakra, Cortisol, Cytokines, Diaphragme, ADN, Dopamine, Endorphines, Système nerveux entérique, Oestrogènes, Radicaux libres, Réflexe de halètement, Hatha Yoga, Rythme cardiaque, Réflexe de Hering-Breuer, Entraînement en haute altitude, VFC, Hématocrite, Hémoglobine, Hyperventilation, Hypoventilation, Hypocapnie, Hypoxie, État hypométabolique, Respiration holotropique, Homéostasie, Hormone, Bourdonnement, Respiration intermittente, Jala Neti, Bandha Jalandhara, Kapalabhati, Kechari Mudra, Kundalini, Technique Lamaze, Système lymphatique et drainage lymphatique, Mantra, Respiration lunaire et solaire, Mudra, Mula Bandha, Nadi Shodhana Pranayama, Nauli, Néo-Tummo, Neurones, Neurotransmetteurs, Neuromodulateurs, Respiration ninja, Oxyde nitrique, Norépinéphrine, pH, Oxydation, Oxygène (O2), Stress oxydatif, Système nerveux parasympathique, Pingala, Ida et Sushumna Nadi, Prana, Pranayama, Protéines, Sankalpa, Shat Karma, Shavasana, Sérotonine, Rate, Stress, Système nerveux sympathique, Sudarshan Kriya, Testostérone, Ujjayi Pranayama, Uddiyana Bandha, Nerf vague, VO_2 Max, Méthode Wim Hof.

À propos de l'auteur

Gustavo Ponce, Chilien, 75 ans (2022), a étudié le droit à l'Université du Chili et s'est rendu très tôt au Japon pour étudier les arts martiaux, pays où il a vécu 20 ans. Il n'a jamais cessé de pratiquer le yoga, une discipline qu'il a commencé à apprendre en autodidacte à l'âge de 11 ans, puis approfondi en Inde où il a également vécu plusieurs années. Il continue à étudier, mais cette fois en cherchant des réponses à ses nombreuses questions sur le yoga, non pas le yoga que tout le monde connaît en Occident, mais le yoga qui n'est pas passé en Occident, le yoga des hormones. Ses propres maux, comprennent le lymphome non hodgkinien, un cancer du sang appelé thrombocytose essentielle, l'insuffisance cardiaque et l'hypothyroïdie l'ont forcé à chercher des réponses dans les textes anciens de l'Inde et dans les connaissances médicales de l'Occident. Sa santé s'est considérablement améliorée et il a ressenti le besoin de partager ses connaissances. Cette collection de livres est sa tentative de diffuser la méthode GPBALANCE dans le monde entier. Ce livre, numéro 4, n'est que le premier des sept " Les 7 élixirs magiques de la longévité et du vieillissement dans la grâce ".

Gustavo est le fondateur et directeur de Yogashala-Chile et Canalom resort and Spa.

Sites Web : www.gpbalance.com ; www.yogashala.cl

www.ingramcontent.com/pod-product-compliance
Lightning Source LLC
Chambersburg PA
CBHW061511120726
48001CB00004B/1293